Un pari sur

Endocrinologie Naturelle

Dr. Mario Vega
Endocrinologue

Première Edition, Juillet 2019

Traduit par Standley Moise

CONTENU

Introduction

Le but de ce livre est de faire prendre conscience que la nature dispose de tous les nutriments nécessaires à une alimentation saine, à la prévention des maladies, au soulagement de leurs symptômes et au renversement de l'effet de celles qui nous rassemblent ici-bas: les maladies endocriniennes.

En aucun cas, il ne vise à remplacer un traitement médical, mais à ouvrir le spectre des options afin que nous ayons la possibilité de choisir.

Nous ferons un tour d'horizon des causes et des conséquences des cinq maladies endocriniennes qui envahissent notre société et nous préparerons au combat contre ces maladies en utilisant non seulement la thérapie traditionnelle, mais également en soulignant l'importance des mesures naturelles. Comme des changements de mode de vie, de régime alimentaire et d'exercice, et bien sûr, des ressources et des avantages que nous pouvons trouver dans les plantes pour aider au traitement de ces maladies.

Nous allons entamer ce livre avec le thème du diabète, une maladie qui est devenue une épidémie ces dernières années. Nous saurons quels sont les critères pour le diagnostiquer, les types existants, quels sont les symptômes suspects, et nous parlerons également du traitement, en expliquant les effets des médicaments, l'importance d'un mode de vie sain et les plantes bénéfiques pour la santé pour les patients diabétiques.

Ensuite, nous poursuivrons avec un sujet étroitement lié au diabète tel que l'obésité. Aujourd'hui, l'obésité est considérée comme une maladie grave, un ennemi silencieux qui déclenche une série de pathologies et de complications. Nous parlerons des paramètres permettant de la définir, des types existants en fonction de la répartition du tissu adipeux, des complications qu'elle cause á la santé, ainsi que des mesures de traitement non pharmacologiques, des médicaments pouvant être utilisés et des remèdes naturels recommandés.

Dans le troisième chapitre, nous exposerons la thyroïde et les maladies causées par des altérations de sa fonction. La thyroïde produit des hormones essentielles pour déclencher les processus métaboliques de toutes nos cellules. Lorsque cette production se produit en excès (hyperthyroïdie) ou en déficit (hypothyroïdie), les symptômes se manifestent dans tous les organes de notre corps. Nous parlerons des causes de ces maladies, des complications et des options du traitement médical traditionnel ainsi que des thérapies alternatives avec des plantes médicinales.

Dans le quatrième chapitre, nous présentons l'une des pathologies les plus dominantes chez les femmes présentant une hypofertilité et une infertilité, comme le syndrome des ovaires poly-kystiques (SOPK), qui peut atteindre 12% chez les femmes en âge de procréer. Nous verrons en quoi consiste cette pathologie, quels en sont les symptômes et les causes, comment est le traitement conventionnel et quelles recettes naturelles peuvent aider à son contrôle.

Dans le dernier chapitre, clôturant en beauté, nous nous préparerons à faire face à une phase difficile de changements physiques et psychologiques tels que le climatérique, féminin et masculin. Nous expliquerons pourquoi cette étape survient, quels sont les changements physiologiques attendus avec l'âge, les symptômes qu'elle génère et les inconforts possibles, ainsi que des conseils sur les thérapies que nous pouvons adopter pour faire face à ce cycle de la vie.

En parcourant les pages de ce livre, vous prendrez conscience de tout ce qui se trouve entre vos mains pour améliorer votre mode de vie, du moment où vous vous réveillez au coucher du soleil. À partir de ce moment, votre vie peut changer radicalement et pour de bon, il vous suffit de permettre à l'alchimie de se dérouler. Le magicien c'est toi.

L'auteur

Dr. Mario Vega

Thème I
Le diabète

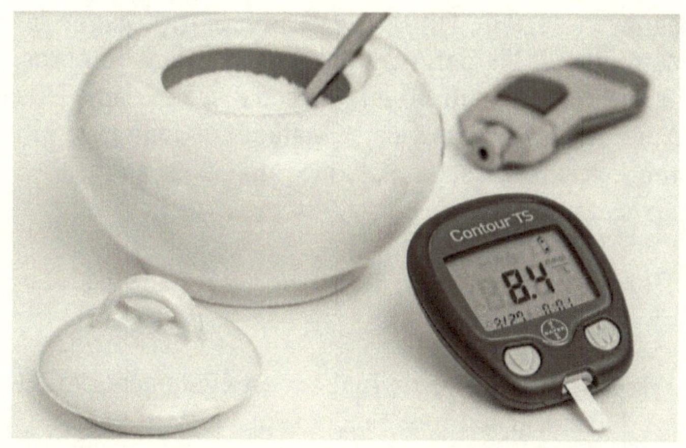

Chapitre 1

Définition

Définition scientifique: Le diabète est une maladie chronique qui se manifeste lorsque le pancréas cesse de produire suffisamment d'insuline pour réguler la présence de sucre dans le sang. Une autre raison de l'apparition du diabète est lorsque le pancréas produit de l'insuline normalement, mais que l'organisme n'est pas en mesure de l'utiliser efficacement. Lorsque le diabète n'est pas maîtrisé, l'hyperglycémie survient dans le corps, ce qui entraîne une augmentation du taux de sucre dans le sang. À mesure que le temps passe, cette maladie endommage gravement de nombreux organes, ainsi que divers systèmes, nerfs et vaisseaux sanguins.

Classification en fonction de sa physiopathologie:

Diabète de type 1: Ce type de diabète est également connu sous le nom de diabète insulinodépendant ou juvénile. Il se produit lorsque le pancréas est incapable de synthétiser l'insuline. Le glucose qui pénètre dans le corps à partir de la nourriture reste dans le sang sans pouvoir pénétrer dans les cellules, ce qui est vital pour son fonctionnement. En concentrant des taux élevés de sucre dans le sang, divers problèmes de santé commencent à apparaître. Ce diabète n'a pas été prévenu jusqu'à aujourd'hui.

Diabète de type 2: Connu sous le nom de diabète non dépendant de l'insuline ou diabète adulte, le type 2 se produit lorsque le pancréas produit l'insuline nécessaire, mais que le corps n'est pas en mesure de le faire remplir la fonction pour laquelle il existe. Par conséquent, des concentrations élevées de sucre dans le sang sont également présentes et la santé est affectée. Le début de cette maladie est imperceptible, à tel point que certaines personnes en souffrent pendant des années, jusqu'à ce qu'un problème de vision ou de cœur se manifeste, qui finit par être détecté. Parce que le corps est intelligent et programmé pour se régénérer, lorsque le foie et les cellules adipeuses n'utilisent pas correctement l'insuline, le pancréas fait un double effort pour en produire plus. Cependant, à un moment donné, leurs efforts cessent et le problème s'aggrave.

Diabète gestationnel : Il s'agit d'une affection caractérisée par le développement d'une hyperglycémie, c'est-à-dire l'augmentation de la glycémie, au cours de la grossesse. Bien que les niveaux de sucre soient supérieurs à ceux acceptés, ils ne sont pas nécessaires pour parler du diabète lui-même. Les conséquences de cette maladie sont des complications possibles pendant la grossesse, l'accouchement et le risque accru de diabète de type 2 chez le futur bébé.

Autres types de diabète: cette catégorie comprend les types de diabète causés par une pathophysiologie distincte aux précédentes, généralement due à une autre maladie primaire. C'est le cas du diabète par l'utilisation de médicaments à base de stéroïdes et du diabète dû à des maladies telles que la fibrose kystique.

Diabète de type 1

A ce jour, les causes exactes de ce type de diabète, qui s'avère auto-immune, sont inconnues. Les scientifiques en étudient la génétique car ils considèrent que la personne est née avec une certaine prédisposition dans leur ADN à le développer, mais pour que le système immunitaire commence à détruire par erreur les cellules du pancréas produisant de l'insuline, il est nécessaire que la personne contracte un virus qui déclenche une telle réaction dans le système immunitaire. Par conséquent, les deux causes principales de cette maladie sont résumées ci-dessous:

- **Patrimoine génétique**

- **Facteurs environnementaux**

Diabète de type 2

Ce type de diabète est fortement lié au mode de vie. Les mauvaises habitudes, telles que le mode de vie sédentaire et une mauvaise alimentation, figurent en tête de la liste des facteurs de risque. En effet, il existe un lien direct entre l'obésité et la résistance à l'insuline qui conduit finalement au diabète de type 2. La graisse abdominale est liée à la résistance à l'insuline, elle est donc à la fois une cause et un indicateur de maladie Un autre facteur de risque est la génétique. Parmi les groupes les plus vulnérables de ce diabète, on trouve les Latino-Américains, les Afro-Américains, les Américains d'origine asiatique, les Hawaïens, les habitants des îles du Pacifique et les personnes nées en

Alaska. Par conséquent, nous pouvons résumer les causes de ce diabète dans:

- **Les habitudes de la vie**

- **Patrimoine génétique**

- **Localisation géographique**

Diabète gestationnel

En cas de diabète gestationnel, un triangle de facteurs entraîne le déclenchement de la maladie. D'un côté, la génétique collabore à son apparence, ainsi qu'à de mauvaises habitudes alimentaires et au manque d'exercice. Cependant, les changements hormonaux intervenant au cours de la gestation sont également fortement responsables de leur apparence. L'hypothèse la plus acceptée à ce jour est celle qui repose sur le fait que les hormones présentes dans le placenta finissent par bloquer l'action de l'insuline. À son tour, la prise de poids pendant la grossesse est un autre déclencheur du diabète gestationnel. De cette façon, les causes sont résumées dans:

- **Patrimoine génétique**

- **Les habitudes de la vie**

- **Les hormones**

Autres types de diabète.

Médicaments

Une autre cause de diabète est liée à certains médicaments pouvant provoquer une hyperglycémie ou décompenser le diabète existant auparavant. Parmi eux, figurent les analgésiques opioïdes, les corticostéroïdes, la rhumatologie, les psycho-pharmaceutiques, les antinéoplasiques, les antimicrobiens, les immunosuppresseurs, les cardiaques, les hormones et les bronchodilatateurs.

Notre corps est très sage et instinctif. À travers les symptômes, il nous parle pour communiquer ce qui n'est pas si évident à l'œil nu. Par conséquent, lorsque nous reconnaissons un ou plusieurs des signes suivants, nous pouvons être en train de souffrir de diabète silencieux sans même nous en rendre compte:

Polyurie: il s'agit d'uriner en grande quantité. Il ne faut pas confondre cette condition avec des mictions très fréquentes en urinant très souvent.

Polydipsie: c'est l'augmentation excessive de la soif, qui s'accompagne d'une urgence de l'étancher. La personne ingère de grandes quantités de liquide et choisit généralement de l'eau.

Polyphagie: c'est quand la faim augmente de façon incontrôlable et conduit à manger de grandes quantités de nourriture.

Perte de poids: elle doit se produire sans aucun facteur l'ayant générée intentionnellement ou par d'autres pathologies qui la provoquent. C'est un symptôme du diabète lorsque nous perdons du poids de manière notable et sans aucun changement dans nos habitudes de vie, telles que les régimes ou l'exercice.

Autres symptômes suspects

Démangeaisons: démangeaison de la peau sans aucun facteur évident qui les génère.

Fatigue: sans raison apparente, nous nous sentons fatigués et avons du mal à respirer face aux efforts physiques mineurs.

Vision floue: nous devons ne pas tenir compte de la fatigue oculaire et le fait qu'il s'agisse d'un symptôme circonstanciel. Pour le considérer comme un signe de diabète, il doit être constant.

Plaies qui ne cicatrisent pas: si le délai de fermeture de nos plaies ou même la transmission d'infections est beaucoup plus long, le diabète peut en être la cause.

Engourdissements et picotements dans les extrémités: si nous ressentons une perte de mobilité ou des aiguilles dans nos mains et nos pieds, cela peut être un autre symptôme de cette maladie.

Chapitre 4

Conditions liées au non-contrôle

Lorsque, par manque de connaissances ou par négligence, nous négligeons notre diabète, le corps passe du stade des symptômes à celui des conditions, ce qui peut être l'un des suivants:

Candidose vaginale: est une infection vaginale causée par des champignons qui se manifeste par une démangeaison intense dans la région vaginale et vulvaire. Les autres symptômes indiquant sa présence sont l'éruption cutanée, rougeur et douleur dans la région, ainsi que des sécrétions vaginales liquides ou épaisses.

Balanite: c'est l'inflammation et l'irritation du gland ou du prépuce chez l'homme et du clitoris chez la femme. Il se manifeste par l'irritation de la région, généralement accompagnée de mictions douloureuses, de sécrétions urétrales et de l'apparition de plaies pourpres dans la région.

Infections urinaires: elles surviennent lorsque des bactéries pénètrent dans l'urètre et s'installent dans la vessie. L'infection peut toucher à la fois l'urètre, les uretères, les reins et la vessie. Bien que les bactéries qui les causent pénètrent généralement dans le corps fréquemment, elles peuvent être libérées sans problème. Cependant, lorsque le diabète est présent, il affaiblit le système immunitaire et par conséquent ne remplit pas son rôle de destruction des agents pathogènes intrusifs dans le corps.

Infections cutanées: nous devons être très attentifs aux désordres cutanés fréquents, car ceux-ci pourraient être le premier symptôme qui déclenche l'alarme diabète. Si nous avons des furoncles, des orgelets, des anthrax (infection au niveau du derme) ou une folliculite (infection des follicules pileux), il pourrait s'agir des signaux du corps qui nous avertissent du diabète.

Problèmes buccaux: l'augmentation de la glycémie non contrôlée augmente le risque de problèmes gingivaux, tels que la parodontite, pouvant entraîner la perte des dents, ainsi que la détérioration générale de la santé bucco-dentaire. Il est important de prendre ce type de problème de santé comme un avertissement de la présence possible du diabète, ainsi que de passer des examens dentaires tous les six mois si la maladie nous a été diagnostiquée.

Chapitre 5

Conséquences, prévention et recommandations naturelles pour les maîtriser

L'apparition du diabète entraîne des conséquences indésirables pour la santé. Heureusement, nous pouvons toujours les empêcher si elles ne sont pas encore apparues, ou les contrôler si elles ont été installées. Ces effets négatifs se manifestent par les maladies suivantes:

Neuropathie périphérique

En raison des lésions dans les nerfs périphériques, c'est-à-dire en dehors du cerveau et de la moelle épinière et qui transmettent les stimuli au cerveau, la personne présente un engourdissement des mains ou des pieds. Par contre, un sentiment généralisé de faiblesse est généralement ressenti.

Mesures préventives

• **Contrôle des affections médicales qui le provoquent**: diabète, arthrite, alcoolisme, maladie de Lyme, VIH et troubles du foie, des reins ou de la thyroïde.

• **Eviter l'exposition aux toxines**

• **Eviter les mouvements répétitifs**

• **Faire de l'exercice**

• **Ingérer de la vitamine B**

• **Manger des fruits et des légumes**

Des recommandations naturelles pour le contrôler

• **Manger des noix**

* Consommer de l'huile de poisson

* S'exposer chaque jour au soleil pour produire de la vitamine D

* Consommer du jus d'herbe de blé

* Manger des poivrons et des poivrons

Dysfonctionnement sexuel

Le dysfonctionnement sexuel est la condition par laquelle l'homme souffre d'un dysfonctionnement érectile et la femme perd le désir sexuel. Pour parler d'une pathologie, il est nécessaire que cette condition soit persistante et qu'elle ne soit pas liée à des facteurs émotionnels de nature passagère.

Mesures préventives

* Arrêter de fumer

* Perdre du poids

* Dormir au moins sept heures par jour

* Réduire le stress

* Augmenter le bien-être

* Manger sainement

* Pratiquer une activité physique

Des recommandations naturelles pour le contrôler

* L'acupuncture

* Exercices de Kegel

* Manger du ginseng rouge

• **Consommer de l'arginine**

• **Consommer du ginkgo biloba**

Maladie rénale chronique

On parle de maladie rénale chronique lorsque des lésions rénales ont été générées et qu'elles ont progressé. Dans ce cas, la maladie coexiste depuis des années et on ignore qu'elle est présente car elle ne présente généralement pas de symptômes. Nous pouvons savoir s'il existe des tests de routine, tels que le taux de filtration glomérulaire, la créatinine et l'urée dans le sang, le test d'urine et le contrôle de la pression artérielle.

Mesures préventives

• **Contrôlez votre glycémie lorsque vous êtes diabétique**
• **Faites au moins trente minutes d'exercice par jour tous les jours**
• **Ne pas fumer**
• **Réduire la consommation d'alcool**
• **Contrôler le poids**
• **Maintenir la pression artérielle dans des paramètres sains**
• **Faible consommation de graisse**
• **Éliminer la consommation de sel.**

Des recommandations naturelles pour le contrôler

• **Mangez des aliments contenant du potassium, du sodium et du phosphore**
• **Prendre un stock d'oignon**

- **Prendre des infusions de busserole, pissenlit, mauve et prêle.**

La cardiopathie ischémique

Il se produit lorsque les parois des artères coronaires sont endommagées, ce qui entraîne une maladie appelée artériosclérose, cela cause une insuffisance de sang dans le cœur. Il ne présente généralement aucun symptôme.

Mesures préventives

- **Éliminer le mode de vie sédentaire**
- **Nepas fumer**
- **Manger sainement**
- **Réduire le stress**

Des recommandations naturelles pour le contrôler

- **manger des noix**

- **manger des oignons**

- **Boire une infusion d'aubépine**

- **manger des avocats et des bananes**

- **manger du miel**

- **Boire une infusion d'ail et de vinaigre blanc sucré au miel**

- **Boire une infusion de gui**

Pied diabétique

Le pied diabétique apparaît lorsque, en raison de la perte de sensation dans le pied causée par le diabète, les plaies du pied ne sont pas perçues par la personne. Elles continuent donc de progresser jusqu'à ce qu'elles provoquent un ulcère pouvant entraîner une amputation du pied. Une petite coupure ou une ampoule insignifiante peut entraîner de graves problèmes en raison de l'absence de douleur.

Mesures préventives

• **Vérifier vos pieds quotidiennement**

• **se laver les pieds tous les jours**

• **Hydrater les pieds quotidiennement**

• **limer les cals et les duretés avec le plus grand soin**

• **porter des chaussures tout le temps**

• **Protège les pieds des températures extrêmes**

• **Portez des chaussettes chaque fois que les chaussures le permettent.**

Des recommandations naturelles pour le contrôler

• **Appliquer de l'aloèsVera avec l'huile essentielle d'arbre à thé**

• **Obtenir des bains de sel de mer**

• **Boire une infusion de Ginkgo biloba**

• **Boire infusion de calendula**

• **Appliquer de l'huile de coco mélangée à de la vitamine E**

Le traitement du diabète repose sur une combinaison de mesures « non-pharmacologiques » et « pharmacologiques » qui seront progressives et mises en œuvre chez chaque patient en tenant compte de chaque cas individuellement.

La première étape du traitement consistera toujours en des mesures non-pharmacologiques, qui sont principalement basées sur des changements de mode de vie. Pour réduire le poids corporel, en particulier chez les patients atteints de diabète de type 2 et d'obésité, il est nécessaire de suivre un régime alimentaire restreint en calories, planifié en fonction des besoins individuels de chaque personne, l'objectif étant de parvenir à une réduction de 5% dupoids corporel chaque année et que ce changement soit maintenu.

De même, le régime alimentaire doit être associé à une routine d'exercices d'aérobie d'intensité modérée à élevée, qui soit environ 30 minutes par semaine en moyenne. Les routines doivent être adaptées pour chaque personne, que ce soit à partir de la marche, du jogging ou d'autres exercices, en tenant compte des comorbidités de la personne.

Lorsque les modifications métaboliques du diabète ne sont pas entièrement compensées par ces mesures non pharmacologiques, elles sont associées à des médicaments.

Médicaments

Les médicaments sont principalement indiqués en cas de diabète de type 2. Dans le diabète de type 2, l'altération est principalement une résistance des tissus à l'action de l'insuline, bien que le pancréas continue à produire de l'insuline mais à des taux inférieurs à la normale, pour cette raison. Les médicaments sont destinés à: (1) augmenter la production d'insuline par le pancréas ou, (2) améliorer la sensibilité des tissus à l'action de l'insuline. Il existe un large éventail de médicaments pouvant être classés en fonction de la manière dont ils agissent dans l'organisme:

• **Biguanide**: laMetformine est le principal représentant de ce groupe de médicaments. Il agit en améliorant la sensibilité des tissus à l'action de l'insuline et constitue le médicament de choix pour les patients atteints de diabète de type 2. Il est administré deux à trois fois par jour.

• **Inhibiteurs de la dipeptidylpeptidase IV**: dans ce groupe, on trouve la sitagliptine, la vildagliptine et la saxagliptine. Ils agissent en bloquant l'action d'une enzyme appelée Dipeptidyldipeptidase IV. Cette enzyme est une protéine responsable de l'élimination des substances produites par l'intestin, les incrétines, qui ont pour fonction de stimuler la production d'insuline lors de l'ingestion de nourriture. Ils sont administrés par voie orale.

• **Incrétinomimétiques**: les représentants de ce groupe sont l'exénatide et le liraglutide. Ce sont des médicaments qui sont administrés par voie parentérale, c'est-à-dire habituellement par injection. Sa fonction est de simuler les effets des substances appelées incrétines produites par le tube digestif pour stimuler la production d'insuline.

• **Thiazolidinediones**: telles que la Pioglitazone. Ce médicament est administré par voie orale et sa fonction est d'améliorer l'action sur les tissus de l'insuline, principalement sur les tissus adipeux. De plus, ils diminuent la production de glucose par le foie. Parmi ses effets indésirables, il a été associé à la prise de poids et à des problèmes cardiaques.

• **Méglitinides**: ces médicaments stimulent la sécrétion d'insuline par le pancréas et sont administrés par voie orale plusieurs fois par jour. Les effets indésirables peuvent provoquer une hypoglycémie, c'est-à-dire une diminution de l'excès de sucre dans le sang. Les exemples sont le répaglinide et le natéglinide.

• **Sulfonylurées:** elles sont l'un des médicaments les plus couramment utilisés pour le traitement du diabète de type 2, seul ou en association avec la metformine. Ils sont des stimulants de la sécrétion d'insuline et leur administration est orale, habituellement une fois par jour. L'hypoglycémie est le principal effet indésirable. Ce groupe comprend des médicaments tels que: glibenclamide, glicazide, glimépiride.

Thérapie hormonale: insuline

L'administration d'insuline est indiquée chez les patients diabétiques de type I, les femmes enceintes atteintes de diabète de type 1 et 2 ou de diabète gestationnel, ainsi que chez les patientes atteintes de diabète de type 2 à un stade avancé. Dans les cas de diabète de type 1 et de diabète de type 2 à long terme, le pancréas ne produit plus d'insuline, il doit donc être alimenté.

L'insuline est administrée par voie parentérale, c'est-à-dire par injection, habituellement par voie sous-cutanée ou intraveineuse. Les présentations disponibles sont des analogues synthétiques de l'insuline humaine et d'autres types tels que l'insuline NPH. Elles sont classées en fonction de leur temps d'action. Les injections doivent respecter un schéma rigoureux en termes de programme d'alimentation et de repas et doivent être contrôlées avec la glycémie capillaire à jeun. Actuellement, il existe des pompes à insuline programmées que les patients utilisent presque automatiquement pour l'administration d'insuline.

Risques et avantages

Les effets secondaires du médicament sont variés et dépendent du type de médicament. En général, les plus courantes sont l'hypoglycémie, les nausées, la diarrhée, les vomissements, la prise de poids et une diminution du sodium dans le sang. En ce qui concerne les avantages, ces médicaments ont pour fonction d'accroître la production d'insuline, d'aider le corps à les utiliser correctement et de produire moins de glucose pour le foie.

- **Chirurgie du pied diabétique**

- **Greffe de pancréas**

- **Chirurgie pour traiter l'obésité**

Indications, risques et bénéfices

La chirurgie du pied diabétique est recommandée pour faire face à un pied à risque, ce qui implique qu'une amputation peut être nécessaire si la plaie persiste. Les risques des deux chirurgies sont liés à la difficulté de guérison présentée par le patient diabétique, tandis que les avantages sont ceux de restaurer la santé du pied et de donner au corps un pancréas fonctionnel libérant le patient de son diabète.

Dans le cas d'une transplantation de pancréas, nous trouvons d'autres risques à prendre en compte. Le premier est le sérieux de l'intervention. Selon les chiffres, 20% des personnes transplantées meurent dans la première année après l'opération. D'autre part, les effets secondaires des médicaments immunosuppresseurs qui doivent être pris pour empêcher le corps de rejeter le nouvel organe sont plus dangereux que le diabète lui-même.

La chirurgie pour le traitement de l'obésité est considérée puisque beaucoup de patients atteints de diabète de type 2 sont obèses. La chirurgie est indiquée dans les cas où l'IMC est supérieur à 40 kg / m2 et également lorsque la valeur se situe entre 30 et 39 kg / m2 et n'a pas été en mesure de perdre du poids par des moyens conventionnels (régime alimentaire et exercice), et le patient souffrant d'autres maladies associées graves, telles que l'hypertension.

Chapitre 7

Activité physique et contrôle métabolique

Influence de l'activité physique sur le contrôle métabolique

Effectuer un contrôle métabolique strict et régulier est ce qui nous éloignera des complications liées au diabète.

L'exercice a un impact très positif sur les personnes atteintes de diabète de type 1 et de type 2. En plus d'obtenir tous les avantages de l'exercice physique, les personnes diabétiques acquerront les avantages suivants:

• amélioration de la glycémie

• Augmentation de la sensibilité à l'insuline

Au niveau métabolique, ce qui se passe lorsque vous faites de l'exercice et que vous êtes directement lié au diabète est la mobilisation des dépôts de glycogène dans le foie et les muscles. En plus de cela, les muscles commencent à absorber le glucose et le retirent du sang. Enfin, les exercices physiques, notamment aérobies, déclenchent la combustion des lipides, une action qui améliore l'action de l'insuline dans les tissus, entraînant une baisse de la glycémie.

Les enfants et les adolescents atteints de diabète de type 1 sont autorisés à pratiquer tout type d'activité physique. Ils peuvent même pratiquer des sports de compétition, mais ils doivent toujours disposer d'un contrôle métabolique adéquat. Il a été constaté que pour pratiquer une activité physique en toute sécurité, il était nécessaire d'adapter les médicaments et le régime alimentaire.

Complications et maladies associées

Les complications les plus courantes dans le diabète sont micro vasculaires:

Rétinopathie: survient parce que des taux élevés de sucre dans le sang endommagent les vaisseaux sanguins de la rétine. Après cela, les vaisseaux gonflent et perdent du liquide ou de nouveaux vaisseaux anormaux sont produits. Au fil du temps, tous ces changements peuvent entraîner une perte de vision.

Néphropathie: il s'agit d'une maladie rénale chronique qui entraîne une mauvaise filtration du sang des reins, ce qui entraîne une accumulation dangereuse de déchets et d'électrolytes dans le corps.

Neuropathie: les nerfs périphériques sont affaiblis, ce qui entraîne un engourdissement et une perte de mobilité des parties du corps.

Ainsi que les cardiovasculaires, qui sont associés au contrôle métabolique et à l'évolution de la maladie.

Routines combinées de résistance, cardio, flexibilité et élasticité

Certains exercices sont particulièrement recommandés pour les personnes atteintes de diabète. Bien que, lors de la pratique d'une activité physique, il faut tenir compte de ses quatre piliers, il est nécessaire de souligner que le plus bénéfique pour le contrôle métabolique chez les personnes atteintes de cette maladie est l'aérobie.

Pour que les bienfaits de l'exercice physique se concrétisent, il faut que les séances durent au moins trente minutes sans interruption et qu'elles se déroulent au moins trois fois par semaine.

Les routines peuvent être choisies en fonction du temps et de l'énergie disponibles. Pour que l'activité aérobique ait l'effet souhaité, elle doit durer entre vingt-cinq et quarante-cinq minutes.

Exercice cardio ou aérobie

- Le cyclisme
- Patinage
- Elliptique
- Marche rapide
- Natation
- Danse
- Courir

Résistance

Lorsque nous parlons de résistance, nous faisons référence à l'utilisation de poids pour générer l'augmentation de la masse musculaire. Nous devons nous rappeler que plus le volume du muscle est élevé, plus le glucose sera absorbé. Les répétitions des exercices de résistance varient entre dix et trente par série et au moins trois séries doivent être effectuées. Les muscles à travailler sont:

- Abs
- Dorsaux
- Des armes
- Jambes

La flexibilité

Ce sont des routines conçues pour atteindre le maximum de mobilité dans les articulations. Ils bénéficient de la posture et de la mobilité quotidienne. Les plus recommandés sont:

- Le yoga
- Pilâtes
- Ballet

Élasticité

Les personnes atteintes de diabète souffrent de dégénérescence prématurée des cellules. Il est donc courant qu'elles souffrent d'usure des articulations, de déchirures musculaires et de blessures aux tendons. Pour éviter cela, aucune séance d'entraînement ne devrait se terminer sans une routine visant à l'élasticité musculaire. Ici, les bras, les jambes et la colonne vertébrale seront travaillés. Pour que le muscle reçoive les nutriments nécessaires et libère l'acide lactique accumulé lors de la séance de résistance et nous évite de ressentir de la douleur, chaque exercice d'étirement doit durer au moins vingt secondes et être répété deux fois.

Comptage des glucides

La comptabilisation des glucides est une technique axée sur le contrôle du taux de glucose sanguin par la planification de menus, car ce nutriment augmente les taux de glucose. Cependant, si nous voulons que le produit soit efficace, il ne suffit pas d'ajouter les glucides présents dans les aliments, car il faut tenir compte de deux facteurs qui réduisent les effets de ce nutriment: l'exercice physique et les médicaments que nous prenons.

En moyenne, on peut partir du principe qu'il faut 52 glucides par repas.

Par exemple, un petit-déjeuner avec cette quantité de glucides pourrait être formé de la manière suivante:

• 1 fruit frais

• 1/2 tasse de flocons d'avoine

• 1/2 tasse de yogourt sans sucre sans sucre

• 1 biscuit sucré

Régime alimentaire en fonction de l'index glycémique et de la charge glycémique

L'index glycémique nous indique la vitesse à laquelle un aliment peut augmenter le taux de glucose dans le sang. Il est nécessaire de répartir les aliments entre ceux à indice glycémique bas, moyen et élevé. La valeur fictive de 100 étant attribuée au glucose, les aliments de moins de 55 ans ont un indice bas; entre 55 et 70 ans sont intermédiaires et ceux supérieurs à 70 ans ont un indice élevé.

La **charge glycémique** est un schéma qui évalue la vitesse à laquelle le glucose atteint le sang. Pour cela, les glucides contenus dans l'aliment sont évalués. Par exemple, si l'aliment a un indice glycémique élevé, mais contient peu de glucides, sa charge glycémique est faible. Vous ne pouvez pas parler d'indice glycémique sans prendre en compte la charge glycémique, et inversement. Les aliments de plus de 20 ans sont considérés comme ayant une charge glycémique élevée, car ils permettront au glucose d'atteindre plus rapidement le sang. Les moins de 10 ans ont une faible charge glycémique.

Aliments à indice glycémique élevé: riz blanc, melon d'eau, céréales transformées, gruau instantané, pommes de terre

Aliments à indice glycémique moyen: riz brun, pain pita, pain de seigle, raisins secs

Aliments à faible indice glycémique: orge, quinoa, noix, légumineuses, lait, yaourt

Aliments à forte charge glycémique: pâtes, céréales et raisins secs

Aliments à charge glycémique moyenne: pain, pommes de terre bouillies, miel

Aliments à faible charge glycémique: ananas, céréales avec fibres, lentilles, kiwi

Avant d'acheter un aliment, il convient de lire attentivement son étiquette. Les facteurs à prendre en compte sont les suivants:

• **Taille de la portion**: les valeurs qui seront lues ci-dessous sont par portion et non pas pour l'ensemble du paquet. Il est très important de ne pas vous perdre et de croire que nous ne consommerons que 52 calories si nous consommons l'ensemble du paquet, car nous pouvons parler de cette quantité de calories pour trois biscuits, par exemple.

• **Calories**: pour perdre du poids, il est très important de consommer moins de calories que le corps en brûle actuellement.

• **Glucides**: incluent les sucres, les glucides fibreux et complexes. Chaque glucide augmente le sucre dans le sang, il est donc nécessaire de prendre en compte le nombre total de grammes, pas seulement celui du sucre.

• **Fibres**: il est conseillé de consommer en moyenne 25 grammes par jour chez les femmes et 38 grammes chez les hommes.

• **Les alcools de sucre**: ils contiennent moins de calories que les glucides et l'amidon. Ce sont des tricheurs car ils peuvent être présents dans un aliment dont l'étiquette indique "sans sucre", ce qui ne l'exempte pas de glucides ou de calories.

• **Total des graisses:** comprend le nombre de graisses mauvaises et bonnes pour le corps. Les graisses mono et polyinsaturées réduisent le mauvais cholestérol et protègent le système cardiovasculaire.

• **Graisses saturées**: augmentent le mauvais cholestérol et le risque de maladie coronarienne.

• **Les gras trans:** augmentent le mauvais cholestérol et le risque de maladie coronarienne.

• **Cholestérol**: moins vous en avez, plus la nourriture est saine. Idéalement, dites 0%.

• **Sodium**: n'affecte pas la glycémie, mais personne ne devrait ingérer plus de 2 300 mg par jour.

• **Liste des ingrédients**: ils sont listés sous forme décroissante. Ainsi, le premier mentionné sera celui qui est présent dans une plus grande mesure.

• **Valeurs journalières en pourcentage (% VQ):** à la droite de l'étiquette, nous trouvons ces valeurs. Il nous indique la quantité de chaque élément nutritif que chaque portion de l'aliment en question contribue par jour sur la base d'un régime de 2 000 calories.

• **Glucides nets**: c'est une valeur que les fabricants actuels de produits alimentaires ont commencé à inclure. Il s'agit de la quantité de glucides après soustraction des sucres alcools et des grammes de fibres. Ce n'est pas une valeur acceptée par les organisations de l'alimentation et du diabète parce que ce n'est pas exact.

Aliments recommandés

Puisqu'une personne diabétique bénéficie d'aliments contenant du calcium, des fibres, du potassium, des vitamines A, C et E et du magnésium, les aliments les plus recommandés sont les suivants:

- Agrumes
- Patate douce
- Légumes à feuilles vertes
- Baies
- Les haricots (il est préférable qu'ils soient naturels, mais s'ils sont en conserve, il suffit de les égoutter et de bien les laver)
- Poisson avec oméga 3
- Grains entiers (germe et son)
- Tomate
- Noix
- Lait écrémé
- Yaourt écrémé

Préparations et quantités les plus recommandées

Les meilleurs plats pour diabétiques sont: grillés, bouillis, cuits à la vapeur et au four. Il vaut mieux qu'aucune cuisson ne soit très longue, car cela favorise une plus grande absorption des glucides.

La meilleure façon de concevoir un plat de nourriture pour diabétiques est:

• 1/2 assiette de légumes sans amidon (épinards, blettes, carottes)

• 1/4 assiette de protéines (légumineuses, viande maigre, thon)

• 1/4 assiette de grains entiers ou de féculents (riz)

• Dessert: une unité de fruit ou une portion de produit laitier

Il est conseillé de manger la même quantité de glucides chaque jour.

Petit déjeuner

• 1 verre de lait

• une demi-tasse de flocons d'avoine

• 1 unité de fruit

Déjeuner

• 1 tasse de légumineuses

• 1 portion de salade

• 1 unité de fruit ou une laiterie

Goûter

• 2 tranches de pain

• 1 verre de jus naturel

Le dîner

• 1 pomme de terre bouillie

- 200 grammes d'épinards

- 5 cuillères à soupe de riz

Salade cuite à la vapeur chaude ou froide:

- 2 carottes

- 1 courgette de Zucchini

- Coquille d'une aubergine

- 1/2 oignon

L'oignon est coupé en julienne ou en brunoise, sauté dans une cuillère à soupe d'huile d'altoléose. Des carottes coupées en fines tranches sont ajoutées. Couvrir et laisser transpirer. Les autres ingrédients sont ajoutés, assaisonnés au goût, couverts et autorisés à compléter la cuisson. On peut le manger froid à chaud.

Tomates Farcies Au Four

- 4 grosses tomates

- 4 pommes de terre

- 1 boîte de thon

- 1 petit oignon

Faire sauter l'oignon dans une cuillère à soupe d'huile d'altoléose. Faire bouillir les pommes de terre et la purée. Pelez et coupez les tomates. Mélangez la purée de pommes de terre avec le thon et l'oignon. Remplissez les tomates et faites cuire 20 minutes au four à 180 °C.

Chapitre 9

Vitamines et minéraux

Tous les vitamines et minéraux sont bénéfiques pour les diabétiques, mais nous allons nous concentrer sur ceux qui, en plus de nourrir, réduisent le niveau de glucose dans le sang, soit parce qu'ils dissolvent les graisses, soit parce qu'ils réduisent la présence de glucose dans le sang, Ils fournissent de l'énergie que nous aurions autrement à obtenir à partir de glucides ou parce qu'ils stimulent la production d'insuline:

• **Vitamine B**

•**Vitamine C**

• **Vitamine D**

• **Vitamine E**

• **Magnésium**

• **Zinc**

Aliments riches en vitamines et minéraux

- Fruits secs
- Céréales
- Fromage
- Huîtres
- Agrumes
- Dérivés du blé
- Graines crues ou germées
- Levure de bière

- Champignons
- Du lait
- Les légumes
- Homard
- Poisson
- Légumes à feuilles vertes
- Le thé
- Lait de cacao
- Céleri
- Le brocoli
- Asperges
- Tomates
- Courgettes
- Grains entiers
- Fruits de mer
- Riz complet
- Graines de tournesol
- Œufs

Les plantes peuvent utiliser des médicaments pour prévenir les maladies auto-immunes, réduire et contrôler le glucose et augmenter la sensibilité à l'insuline. La médecine traditionnelle chinoise et l'ayurvéda indien ont utilisé le pouvoir de guérison des plantes pour lutter contre les maladies, sans préjudice des effets secondaires, mais aussi avec l'avantage d'obtenir de multiples avantages pour l'organisme. À titre d'exemple, la cannelle aide à réduire le taux de glucose dans le sang et est également extrêmement efficace pour renforcer les défenses de l'organisme.

Plantes bénéfiques pour les diabétiques:

• **Thé vert**: grâce à sa substance appelée épigallocatéchine gallate, cette herbe stimule la production d'insuline. Parce que la présence des composants bénéfiques n'est pas trop élevée, il est nécessaire de prendre entre un et deux litres de thé vert par jour.

• **Ginseng**: il devrait être consommé sous forme d'extrait. Son effet est d'augmenter la sensibilité à l'insuline, dont le corps tire parti de manière plus efficace.

• **Feuilles de guarumbo**: son effet est similaire à celui de la metformine, utilisée pour contrôler le diabète de type 2 en raison de son effet de réduction de la glycémie.

• **Gingembre**: cette racine a des effets fabuleux sur le système digestif. À son tour, il combat le diabète de type 2 en réduisant la présence de glucose dans le sang. La dose recommandée est une demi-cuillère à café de poudre à jeun. L'infusion de gingembre naturel est également très bénéfique.

• **Fenugrec**: diminue la présence de glucose dans le sang et stimule la production d'insuline.

• **Eucalyptus**: une perfusion d'eucalyptus provoque une chute de la glycémie. La feuille de cet arbre a le pouvoir de contribuer au processus de glycogénogenèse, ce qui implique le stockage du glucose par l'organisme pour qu'il ne reste pas dans le sang et endommage les organes et les nerfs, mais qu'il soit libéré selon la demande de l'organisme.

• **Les feuilles de canneberge**: elles sont équipées d'un composant appelé myrtiline, qui a la même fonction que l'insuline: faire absorber le glucose par la cellule.

• **Berbérine**: cette plante remplit les quatre fonctions permettant de contrôler le diabète. Premièrement, le foie produit moins de glucose. Il améliore également la sensibilité à l'insuline et, par conséquent, stimule l'absorption de glucose et réduit en fin de compte la glycémie.

• **Cannelle**: aide à métaboliser le glucose et à produire de l'insuline. Il devrait être consommé en quantités très modérées, car il est très fort. C'est un excellent assaisonnement pour les desserts et les infusions.

• **Curry noir**: c'est une plante puissante aux propriétés capables de protéger le système cardiovasculaire et le foie. La chose surprenante est que, consommé seulement en petites quantités aux repas, le taux de sucre dans le sang peut être réduit de moitié.

• **Le curcuma:** en plus d'être délicieux et de protéger les articulations et le cœur, la curcumine présente dans cette épice en fait une arme puissante contre la présence de glucose sanguin. Une pincée par jour est recommandée, soit aux repas, soit en complément d'autres perfusions.

• **Wereke**: la partie utilisable est la racine de cette plante. Son effet est de réduire les niveaux de sucre dans le sang.

• **Gymnema sauvage**: l'acide gymnémique qui le compose stimule la production d'insuline par le pancréas.

• **Peau de raisin**: la procyanidine qui y est présente amène le corps à métaboliser correctement le glucose. En dehors de cela, il stimule le pancréas.

Les gondoles des supermarchés ne doivent pas forcément être un lieu interdit aux diabétiques. Les associations et fédérations de diabétiques situées dans différents pays ont approuvé la consommation de certains produits. Ci-dessous, vous en trouverez une compilation:

Splenda: est un édulcorant qui permetréduire les glucides à partir de sucre, car il est fabriqué avec du sucralose. Il se présente sous différentes présentations, adaptées à l'utilisation que vous souhaitez en faire: cela peut aller de l'édulcoration d'une boisson à la préparation d'un dessert. Il existe une option 100% naturelle appelée Splenda Naturals Stevia.

Huile oléique: 100% naturelle, à base de graines de carthame. Il est idéal pour compléter les repas sans risques pour la santé.

Gelées D'Gari: la version pour diabétiques est légère. Il existe également une gamme de liquides pour les diabétiques de la même marque.

Sweet Life: ce sont des sucettes sucrées aux saveurs les plus variées. Vous pouvez trouver des versions crémeuses ou à l'eau. Parmi ses arômes, citons le miel-citron, la pastèque au piment, la cerise, la mandarine et la mangue à l'ananas.

Stevia: votre portion ne contient que 3,7 calories. Utilisez des glycosides de stéviol pour édulcorer sans augmenter la glycémie.

Salmas: elles sont parfaites pour une collation santé, car elles sont des toasts de maïs grillés sans graisse ni cholestérol.

Confitures McCormick: l'étiquette devrait indiquer sans sucre. Il vient dans les arômes de fraise et de fruits rouges. C'est une excellente option, tant pour ses bienfaits pour la santé que pour son goût et sa consistance. Il a des morceaux de fruits pour maintenir le format traditionnel.

Sévillanes: sont des gaufrettes, des sucettes et des gloires sucrées à l'iso malt, un polyalcool qui n'affecte pas la glycémie.

Don't Worry: ce sont des meringues sans sucre et sans gras. Comme son nom l'indique, il n'y a rien à craindre. La présentation en sandwich est pratique et facile à emporter partout.

Chocolate Larín: Le chocolat a de nombreux avantages pour la santé lorsqu'il est consommé modérément. C'est pourquoi Nestlé a lancé son Larín **sans sucre** afin que les diabétiques ne soient pas loin d'être bons et délicieux.

Carlos V: à nouveau Nestlé propose une version sans sucre d'un classique. Ce chocolat est sucré avec de l'isomalt, un ingrédient provenant de la betterave.

Pain Bimbo: les versions pour les diabétiques sont nulles. On peut le trouver naturel ou torréfié et il contient 0% de sucre ou de graisses.

Jelly Prema: nous devons recourir à la version sans sucre et les options que nous allons trouver sont au nombre de deux: pour l'eau et pour le lait.

Chanty Wip Chantyly: la version **sans sucre** de ce classique vous permet de savourer un complément irremplaçable aux desserts tels que la crème fouettée. Il est important de noter qu'il n'a pas de sucre, ce qui ne signifie pas qu'il ne contient pas de graisse ou de cholestérol. Par conséquent, sa consommation devrait être modérée et espacée. L'avantage est qu'il conserve la saveur d'origine du produit.

Vita Línea de Danone: il s'agit d'une ligne de yogourts à la grecque. Nous devrions rechercher sa version sans sucre, qui propose des yaourts solides et potables.

En plus de suivre un traitement avec notre généraliste, nous avons la possibilité de recourir à des thérapies alternatives pour la prévention et le contrôle du diabète. En s'attaquant au diabète, ces thérapies contrôlent et préviennent également les conséquences et les maladies associées au diabète.

Thérapies Alternatives

Traitement à base de plantes médicinales: comme nous l'avons vu dans les chapitres précédents, la consommation de certaines herbes, racines et épices peut être très utile dans la lutte contre le diabète. C'est une façon simple et artisanale de traiter cette maladie, car elle ne présente pratiquement aucune contre-indication ni aucun contraste avec les traitements de médecine traditionnelle.

Homéopathie: fondés sur le principe de similitude, les médicaments homéopathiques agissent en guérissant les symptômes d'une maladie donnée chez l'homme. Cette thérapie alternative utilise des substances qui se dissolvent dans de l'eau ou de l'alcool. La particularité de la méthode est qu'elle prétend pouvoir causer des symptômes chez des personnes en bonne santé, alors qu'elle prétend pouvoir les éliminer chez ceux qui souffrent réellement de la maladie.

Thérapie à l'ozone: en plus de contribuer au contrôle du diabète, l'utilisation de l'ozone apporte de nombreux avantages au système cellulaire car il améliore sa fonction. Il consiste à appliquer de l'ozone au patient par le biais d'huiles, de crèmes, d'une cagoule en verre, d'un sac en plastique ou même d'injections. En améliorant le fonctionnement optimal des cellules, il les aide à absorber le glucose présent dans le sang. Il est contre-indiqué chez les patients souffrant de crises cardiaques, allergiques à l'ozone et chez les femmes enceintes.

Acupuncture: aide à soulager les symptômes du diabète et à améliorer la fonction métabolique de sorte que la maladie ne progresse pas et même ne recule. L'acupuncture fait partie de la médecine traditionnelle chinoise et japonaise. Il consiste à introduire de petites aiguilles très fines au niveau sous-cutané dans des zones stratégiques du corps qui activent le traitement de certaines maladies.

Fleurs de Bach: cette thérapie est basée sur la recherche des causes émotionnelles et psychologiques des maladies. Il affirme que ceux qui souffrent de diabète souffrent d'une profonde amertume et vivent avec la pensée de ce qui aurait pu être, mais cette vie les a emportés. Par conséquent, il offre des remèdes qui régulent les émotions de la personne afin qu'elle cesse d'influencer négativement le pancréas. Les préparations recommandées contre le diabète sont les suivantes: prune-cerise, houx, pomme-crabe, moutarde, sucette au miel et étoile de Bethléem.

Toutes ces thérapies peuvent être utilisées pour combattre, en plus du diabète, les maladies apparues à cause de cela. Dans chaque cas, le thérapeute doit être consulté pour adapter le traitement ou le compléter de la manière la plus appropriée.

Groupes d'entraide pour personnes diabétiques

Il est courant qu'une personne atteinte d'une maladie se sente seule dans le monde. C'est pourquoi les groupes d'entraide sont si importants pour obtenir le soutien émotionnel nécessaire. Le simple fait de rencontrer des personnes qui souffrent de la même chose et de pouvoir parler avec elles est une thérapie en soi.

Les groupes d'entraide peuvent être face à face et, grâce à la technologie, nous pouvons également les trouver virtuellement.

Chaque pays a ses groupes de soutien. L'important est de déterminer le bon moment pour vous contacter et commencer à y assister. Bien sûr, chaque patient est un monde et il est préférable de prendre cette décision avec le soutien de sa famille et de son groupe d'amis. Cependant, en termes généraux, il est recommandé d'attendre une période de latence entre le diagnostic de la maladie et le moment où il faut consulter un groupe d'aide. La première étape consiste à comprendre que nous devrons commencer à vivre avec la maladie. Une fois que ces informations se sont installées dans notre esprit, il est temps de communiquer avec un groupe de soutien qui nous fait nous sentir accompagnés dans cette nouvelle étape de notre vie, qui nécessitera des changements substantiels dans les habitudes de vie auxquelles nous étions habitués.

Les meilleurs sites Web qui aident le patient diabétique avec des conseils et des articles d'actualité sont:

• **Fédération des diabétiques espagnols (FEDE)**

• **Canal du diabète**

• **Centre pour l'innovation du diabète chez l'enfant (CIDI)**

• **Familles atteintes de diabète**

• **Les personnes atteintes de diabète**

Education thérapeutique sur le diabète

Connu pour son acronyme ETD, l'éducation thérapeutique au diabète fait partie des soins aux patients. Son objectif est de sensibiliser la personne à l'importance de prendre soin de soi. C'est pourquoi cela implique également la famille dans la dynamique des pratiques visant à parvenir à la maîtrise de soi afin de modifier les habitudes et le comportement. L'idée est d'inculquer au patient et à sa famille les attitudes qui façonnent son mode de vie afin qu'il soit amical avec la maladie.

Thème II

Obésité

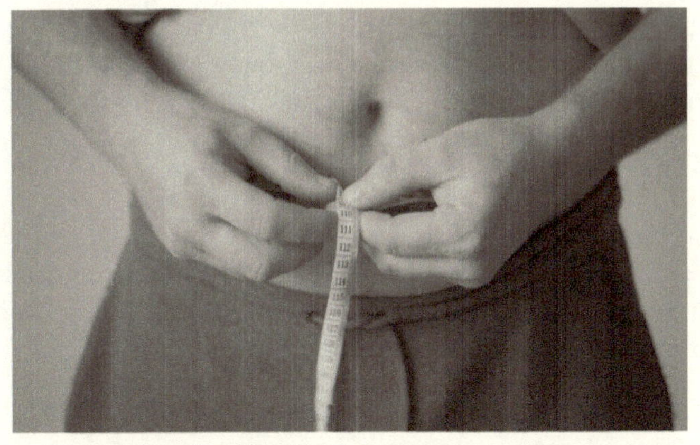

L'obésité est une maladie chronique qui, dans la plupart des cas, peut être prévenue et éliminée. C'est l'accumulation en excès de tissus adipeux qui marque sa présence. Bien que le tissu adipeux joue un rôle fondamental dans la santé, car c'est là que l'énergie est stockée. Quand elle augmente excessivement, elle nuit non seulement à notre esthétique, mais également à notre santé, car l'obésité occupe le cinquième rang parmi les maladies à risque de décès dans le monde. L'obésité peut être classée en fonction de l'indice de masse corporelle.

Types d'obésité selon l'IMC

L'indice de masse corporelle (IMC) est un indicateur qui détermine le type d'obésité qu'on a. Nous obtenons l'IMC en trouvant le quotient entre le poids de la personne et sa taille au carré.

Par exemple, si nous prenons en compte une personne qui mesure 1,75 mètre et pèse 80 kilos, le compte que nous devons faire est:

$$80 \text{ kg} \div (1,70)\, 2 \text{ m} = 28 \text{ IMC kg} / \text{m}$$

Selon l'IMC, les types d'obésité sont les suivants:

IMC

- **Poids normal**: 18,5 - 24,9
- **Surpoids**: 25 - 29
- **Degré** 1: 30 - 34
- **Degré** 2: 35 - 39,9
- **Degré** 3: 40 à 49,9
- **Degré** 4: plus de 50

C'est à partir du degré inclusif que l'on considère l'obésité et c'est ici que le problème devient dangereux.

Une autre façon de diviser l'obésité est en fonction de la répartition de la graisse ou des tissus adipeux. Dans ce cas, nous mettons en évidence l'obésité androïde et gynécoïde.

Obésité Androïde: comme la graisse s'accumule dans la région abdominale, la poitrine et le visage, elle donne à la personne une apparence de pomme. C'est le type d'obésité qui peut indiquer un diabète et a tendance à générer des maladies cardiovasculaires.

Obésité gynécoïde: la graisse s'accumule de manière excessive dans les cuisses et les hanches. Les femmes sont les plus susceptibles de le développer et mènent généralement à des varices ou à une arthrose du genou.

L'obésité peut être due à un certain nombre de causes qui varient de la génétique aux maladies. En termes généraux, les causes les plus courantes de cette maladie sont:

Héritage: les gènes prédisposent à l'obésité, mais ils ne sont pas déterminants. Si l'un des parents est obèse, la personne a 50% de chances de l'être, alors que si les deux le sont, ils augmentent à 80%. Comme nous le voyons, la possibilité y est, et dans une très grande mesure. Cependant, la possibilité de refuser d'en souffrir et de tout faire pour éviter ce chemin est toujours entre nos mains. En cas de génétique, l'obésité est présente si nous mangeons un régime riche en sucres et en graisses saturées et si nous ne pratiquons pas d'exercice physique. Le rôle des gènes détermine le niveau d'appétit de la personne, la quantité et la taille des cellules adipeuses, la répartition du tissu adipeux et le degré de combustion des calories. En d'autres termes, le métabolisme est conditionné par la génétique, mais le métabolisme n'est pas tout en termes d'obésité. Cela indique seulement que nous devrons faire plus d'efforts pour conserver un poids santé pour nous.

Habitudes de vie: les habitudes alimentaires et l'exercice sont déterminants dans le problème de l'obésité. Pour éviter cette maladie, il faut en grande partie rester actif et manger des aliments qui, loin de générer du tissu adipeux, agissent en absorbant les graisses et en les éliminant du corps.

Médicaments: parmi les effets secondaires des médicaments, nous constatons que certains génèrent de l'obésité. Les causes pour lesquelles certaines drogues font grossir sont dues au fait que certaines altèrent le métabolisme, d'autres augmentent l'appétit, d'autres simplement accroissent la graisse dans le corps et que d'autres génèrent une rétention hydrique. Ceux qui font grossir sont les antidépresseurs, les bêtabloquants (ils combattent l'hypertension et les problèmes cardiaques), les stéroïdes et les antipsychotiques.

Causes endocriniennes: le tissu adipeux dépend en grande partie de la sécrétion hormonale, de sorte que certains troubles du système endocrinien sont à l'origine de l'obésité. L'hyper insulinémie (insuline sanguine plus adéquate) et la sécrétion accrue de leptine (hormone de la satiété) sont parmi les plus courantes.

Les autres causes endocriniennes à l'origine de l'obésité et qui méritent une mention distincte sont:

Résistance à l'insuline: incapacité de l'insuline présente dans le sang à remplir sa fonction de maintien de la glycémie dans certaines limites.

Ovaires poly-kystiques: jusqu'à 60% des femmes atteintes du syndrome des ovaires poly-kystiques (SOPK) souffrent d'obésité. Ce syndrome empêche la libération de l'ovule mature dans les trompes de Fallope, qui s'accumulent dans les ovaires, générant ainsi des troubles sans fin.

Hypothyroïdie: survient lorsque la thyroïde ne sécrète pas une quantité suffisante de T4 et de T3, hormones responsables de diverses fonctions dans l'organisme, notamment le métabolisme de l'aliment afin qu'une combustion correcte des graisses ait lieu.

Cushing: le syndrome de Cushing survient lorsque le corps produit trop de cortisol, l'hormone du stress, pendant de très longues périodes. Cela peut arriver parce que la personne souffre de stress émotionnel ou psychologique, ainsi que de la prise de médicaments à base de corticostéroïde.

Hypogonadisme: l'hypogonadisme, c'est quand les hommes ne produisent pas assez de testostérone. Cette déficience peut avoir lieu au stade fœtal, avant le début de la puberté ou au stade adulte.

Gigantisme: en raison de la présence excessive d'hormone de croissance (GH), le corps se développe excessivement.

Acromégalie: l'hormone de croissance (GH) est sécrétée en quantités excessives. La forme la plus commune de manifestation de cette maladie est la croissance exagérée des mains et des pieds. La différence avec le gigantisme est que dans l'acromégalie, les os longs ne peuvent plus se développer en raison d'un défaut dans les tissus qui les forment.

Chapitre 3

Symptômes les plus courants

Dans certains cas, en raison de la conformation du corps, il peut être difficile à réaliser si nous avons dépassé la limite du surpoids et si nous sommes du côté de l'obésité. Si nous n'avons pas fait le calcul de notre indice de masse corporelle et que nous éprouvons constamment au moins deux de ces symptômes, le moment est bien choisi pour le faire.

Prise de poids: c'est le premier symptôme. C'est l'indicateur que l'obésité est sur le chemin. Nous le remarquons dans la façon dont les vêtements sont ajustés et, bien sûr, dans la balance.

Acanthosis nigricans: épaississement et assombrissement de la peau au niveau des articulations ou des plis, tels que les coudes, les genoux, le cou, les jointures et les aisselles.

Vergetures: en cas d'étirement brusque de la peau, de petites rainures sont générées sur la peau, qui peuvent être plus claires ou plus foncées que le teint. Leur apparence peut être pénible pour la personne, mais ils ne sont ni nocifs ni douloureux.

Troubles menstruels: l'aménorrhée est la cause la plus courante de cette cause, qui consiste en l'absence de cycles menstruels prolongés.

Douleur au genou: à cause du poids, l'articulation du genou souffre et finit par se déranger etse blesser.

Autres symptômes de l'obésité

• transpiration excessive

• difficulté à dormir

• propension aux infections

• douleurs au dos et aux articulations

• dépression

• fatigue

• intolérance à la chaleur

•Essoufflement

Chapitre 4

Conditions associées

Le corps humain est un grand réseau interconnecté. Si quelque chose se passe dans une partie de celle-ci, plusieurs autres sont affectés. Dans le cas de l'obésité, cela peut entraîner les maladies et les conséquences détaillées ci-dessous:

Hypertension: l'obésité génère de l'hypertension parce qu'elle augmente la rétention de sodium dans l'organisme, ce qui entraîne la rétention d'eau. D'autre part, le cœur doit travailler plus fort pour pomper la même quantité de sang.

Intestin irritable: il s'agit d'un trouble digestif dont les symptômes passent de la constipation à la diarrhée sans cause apparente. À son tour, l'abdomen se gonfle et se distend, générant une douleur persistante.

Reflux gastro-œsophagien: se produit lorsque le sphincter œsophagien perd de la force en raison de la pression exercée à l'intérieur de l'abdomen.

Insuffisance rénale: l'augmentation de la masse corporelle augmente le risque de maladie rénale chronique. L'organisme effectue une filtration plus intense pour compenser la demande métabolique, ce qui peut conduire avec le temps à une maladie rénale.

Lithiase rénale et vésiculaire: le plus haut indice de masse corporelle chez l'homme conduit à développer une lithiase rénale. Près de 60% des personnes souffrant de calculs rénaux ou vésicaux sont obèses.

Maladie coronarienne: un gain de poids à des niveaux supérieurs à la normale diminue la fibrinolyse, ce qui augmente le risque de thrombose, facteur associé aux maladies cardiaques.

Diabète: l'obésité génère une résistance à l'insuline, une condition physique qui conduit au diabète car le corps ne peut pas utiliser l'insuline, ce qui fait que le sucre reste dans le sang sans être absorbé.

Taux de cholestérol élevé: la sédentarité est un risque associé à la présence d'un taux élevé de mauvais cholestérol dans le sang. Ce n'est pas l'obésité en elle-même qui la génère, mais le manque d'exercice physique dû à l'effort nécessaire pour l'obésité.

À son tour, l'obésité augmente de 50% les risques de cancer et peut également générer des maladies psychologiques telles que la dépression et l'anxiété.

Stéatose hépatique: la stéatose hépatique, ou foie gras, est une maladie qui amène le foie à accumuler de la graisse. L'une de ses causes principales est la consommation excessive d'alcool. Cependant, il est possible que cela se produise également en raison d'une mauvaise alimentation entraînant également l'obésité. Il est prévenu et contrôlé en mangeant des aliments contenant des acides gras oméga 3, tels que le poisson bleu. Il est nécessaire de contrôler le taux de cholestérol, de faire de l'exercice aérobique et de faire très attention à son alimentation, car une perte de plus de 4 kilos par mois pourrait aggraver cette situation.

Syndrome métabolique: il est causé par l'accumulation de sucre dans le sang, ce qui empêche la perte de poids. Il se caractérise par l'accumulation de tissu adipeux autour de la taille. Il est prévenu et contrôlé par une alimentation à base de fruits et légumes, de protéines maigres et de grains entiers. Idéalement, supprimez le sel ajouté dans les repas et il est essentiel de ne pas consommer de graisses saturées. Les exercices aérobiques doivent être quotidiens et effectués au moins trente minutes par jour. Tu ne devrais pas fumer.

Hyperuricémie: est l'excès d'acide urique dans le sang. Il est prévenu et contrôlé en réduisant la consommation de viande rouge et de foie, de levure de bière, de chocolat et de conserves. Il est essentiel de boire au moins deux litres d'eau dans le sang, car les purines responsables de l'acide urique sont éliminées dans l'urine.

Acrochordons: ce sont de petites tumeurs qui se forment dans des endroits où la peau présente des plis et où se produisent des frictions. Ils sont souvent confondus avec les verrues. La prévention de ce problème consiste précisément à perdre du poids, car c'est ainsi que la peau frotte moins. Ils peuvent être atténués et même disparaître avec du vinaigre de cidre, de l'huile de ricin ou du jus d'ananas. Nous n'avons qu'à choisir l'un de ces trois composants et à l'appliquer trois fois par jour jusqu'à ce qu'il disparaisse ou se minimise.

Ostéoarthrose: lorsque le cartilage articulaire qui protège les articulations entre les os est perdu, ils commencent à se frotter les uns contre les autres et s'usent, provoquant des douleurs, une déformation des articulations et une perte d'amplitude de mouvement. Maintenir un poids corporel adéquat est l'un des meilleurs moyens de l'éviter, tout en vous renseignant sur les postures lors de la marche ou du repos. Lorsque cela fait mal, l'application d'une source de chaleur soulage l'inconfort, tandis qu'en cas d'inflammation, il est pratique d'appliquer un sac de glace.

Le traitement conventionnel de l'obésité repose sur trois étapes initiales: changements alimentaires visant à réduire l'apport calorique, exercices physiques aérobies et anaérobies réguliers pour augmenter la dépense énergétique et changements comportementaux visant à contrôler les comportements alimentaires inappropriés, tels que compulsifs

Les médicaments et les chirurgies font partie du traitement contre l'obésité à l'arrière-plan. Ils doivent toujours être prescrits par un médecin spécialiste qui évalue les indications et les contre-indications du médicament en fonction du patient et des comorbidités présentées.

Médicaments

Les médicaments pour le traitement de l'obésité sont indiqués chez toutes les personnes dont l'IMC est supérieur à 30 kg / m2, c'est-à-dire l'obésité de type I ou le surpoids (IMC> 27 kg / m2) présentant des comorbidités associées à l'obésité (diabète), hypertension, dyslipidémies, par exemple) et qui n'ont pas répondu aux mesures initiales de l'alimentation, les exercices et les changements de comportement les ayant rencontrés exactement. Le mécanisme d'action par lequel ces médicaments agissent peut-être de deux types:

(1) Ils inhibent l'appétit, c'est-à-dire qu'ils sont des médicaments anorexigènes; ou

(2) Ils réduisent l'absorption des glucides et des graisses par l'inhibition des protéines enzymatiques de l'intestin qui aident à incorporer des aliments dans le corps (lipases pancréatiques).

Lorsqu'ils commencent à adopter les mesures de régime et d'exercice pour perdre du poids, le métabolisme interne de l'organisme résiste à de tels changements, en effectuant une série d'adaptations physiologiques visant à limiter la perte de poids, par exemple une augmentation de l'appétit. C'est pourquoi plusieurs fois le poids perdu a tendance à récupérer. À ce stade, les médicaments agissent, diminuent l'action de ces mécanismes physiologiques de notre corps qui résistent à la perte de poids, afin que le régime alimentaire et l'exercice soient efficaces et que les changements soient maintenus à long terme.

Il est dit que la pharmacothérapie est efficace si, dans les 12 semaines suivant son utilisation, associée à un régime alimentaire et à de l'exercice, 5% du poids corporel ont été perdus. Si cet objectif n'a pas été atteint, l'adhérence au traitement doit être réexaminée, car il est possible qu'un stade ne soit pas atteint avec précision.

Une question qui est toujours posée est la suivante: est-il nécessaire de prendre des médicaments? La réponse dépend beaucoup de la situation clinique de la personne. Les médicaments n'ont pas d'effet direct sur la perte de poids, ils ne font que contribuer au maintien des changements métaboliques générés par le régime alimentaire et l'exercice, c'est-à-dire que sans ces changements de mode de vie, les médicaments ne Ils n'exercent aucune fonction. Le régime alimentaire et l'exercice sont donc les piliers du traitement de l'obésité. Certains médicaments pour le traitement de l'obésité sont:

• **Dérivés d'amphétamines (Phentermine, Diéthylpropion):** ils agissent sur le système nerveux central pour réduire l'appétit. Ils sont recommandés pour de courtes périodes de temps, généralement 12 semaines.

• **Orlistat**: c'est l'un des plus utilisés. Il bloque l'action de la lipase gastro-pancréatique pour empêcher l'absorption des graisses dans l'intestin. Il peut être utilisé pour des périodes plus longues, allant jusqu'à 1 an.

• **Topiramate**: est un médicament pour le traitement de l'épilepsie qui agit également sur l'inhibition de l'appétit au niveau central. Il peut être utilisé pendant longtemps.

• **Bupropion**: il s'agit d'un médicament doté d'une fonction antidépressive, qui est également utilisé pour traiter la dépendance au tabac et qui diminue l'appétit. Il peut être utilisé pendant longtemps.

Le choix du médicament sera fait par le spécialiste en tenant compte du patient et de ses infirmières données associées Les principaux effets indésirables de ces médicaments sont les nausées, la diarrhée, la constipation, la sécheresse de la bouche, les palpitations et l'hypertension artérielle. Ils ne peuvent pas non plus être indiqués chez les enfants et les femmes enceintes.

Des chirurgies

Certaines interventions chirurgicales sont conçues pour éliminer l'excès de tissu adipeux et modifier l'appétit afin de manger moins de nourriture.

Bariatrique: le plus commun est le by-pass gastrique. Il consiste en une combinaison de chirurgie restrictive visant à réduire la taille de l'estomac par une bande élastique et de chirurgie mal abortive, qui a pour fonction de faire en sorte que les aliments atteignent plus rapidement l'intestin grêle de manière à être absorbés plus rapidement. Cela accélère le métabolisme. Cette chirurgie élimine non seulement l'obésité, mais également les risques de développer des maladies qui en découlent.

La chirurgie Bariatrique est pratiquée sans régime alimentaire, ni exercice ni traitement médicamenteux. Il existe donc un danger de mort en raison des complications liées à l'obésité.

Les effets secondaires possibles de la chirurgie bariatrique sont les suivants: vomissements, calculs biliaires, diarrhée, augmentation des gaz, sudation excessive, carences nutritionnelles et vertiges.

Esthétique: les plus courantes sont l'abdominoplastie (dans l'abdomen), la mammoplastie (dans les seins), les bras et les cuisses. Ces chirurgies ne sont pas recommandées pour traiter l'obésité, car sans changements appropriés du mode de vie, l'excès de poids est récupéré. La façon de le rendre plus efficace consiste à perdre du poids et à faire de l'exercice en même temps, afin d'éviter que l'affaissement ne soit pratiquement irréversible. Ces chirurgies éliminent les excès de peau dus aux étirements causés par l'obésité.

Liposculpture: il s'agit d'une procédure qui permet d'éliminer l'excès de graisse dans des zones localisées. Il est recommandé de le faire après avoir atteint un poids idéal, car il est présent lorsque le tissu adipeux le plus réticent à quitter est apprécié. La zone à traiter est anesthésiée et une canule est introduite pour injecter un fluide tumescent qui libère la graisse. Avec l'aide d'une autre canule, cette graisse est aspirée. Les plus importantes sont les attentes avec lesquelles nous arrivons à l'opération, puisqu'elles ne promettent pas le corps parfait, mais l'amélioration de la silhouette. Les effets secondaires sont principalement transitoires, car ils sont liés au gonflement, à la douleur, à la décoloration et aux ecchymoses de la peau. Étant donné que cette intervention n'étire pas complètement la peau, elle est contre-indiquée pour les patients présentant un excès de poids important ou une peau très vieillissante.

Possibilité de mobilité et de complications

L'une des solutions au surpoids est l'exercice. Cependant, les possibilités de mobilité représentent un problème lorsque cette maladie est atteinte. Par conséquent, nous devons garder à l'esprit que les mouvements et les exercices ne sont pas les mêmes pour les personnes de poids normal.

L'objectif à ne jamais perdre de vue est de réduire l'indice de masse corporelle pour perdre du poids. Cependant, les exercices doivent être conçus pour les personnes à mobilité réduite.

Le dos est un point faible pour les personnes obèses. Il sera donc nécessaire d'améliorer le tonus musculaire dans la région et de contrecarrer le travail de la partie abdominale, y compris les obliques. Bien que les exercices aérobiques soient essentiels, ils doivent être complétés par des routines de résistance, d'élasticité et de souplesse.

Complications et maladies

Les complications associées à l'exercice pendant l'obésité sont liées aux blessures musculaires, articulaires et du système cardiovasculaire.

Nous ne devrions pas forcer notre cœur au maximum, cela pourrait être dangereux. C'est pourquoi nous devons exercer de manière modérée et constante. Lorsque nous ajoutons du poids à nos programmes de résistance, nous devons le faire de manière très progressive et modérée. Enfin, le réchauffement et les étirements sont essentiels pour éviter les blessures.

Routines aérobiques

N'importe lequel de ces exercices d'aérobic devrait être fait chaque jour pendant une période minimale de vingt-cinq minutes ininterrompues.

• tapis roulant

• Marchez en simulant une promenade sur le sol, mais en levant le plus possible vos genoux

• Lever le genou au coude opposé. Ils sont répétés dix fois pour chaque côté et vingt remplaçants sont faits.

• cours d'aérobic modéré avec chorégraphie

• Allongez les bras croisés et soulevez le genou droit jusqu'au coude droit et le gauche vers la gauche.

Routines de résistance

Elles sont effectuées après une entrée dans la chaleur articulaire et cardiovasculaire d'une durée minimale de cinq minutes.

• **Squats avec rotation des épaules**: il s'agit de placer les pieds un peu plus écartés que la largeur des épaules et de reculer comme si nous voulions nous asseoir. Quand on rentre, on ramène les bras fléchis à hauteur de la poitrine et on tourne le tronc vers un côté. Dans le squat suivant, nous le tournons vers l'autre. Nous répétons trente fois.

• **Aviron**: avec les pieds légèrement écartés, nous amenons le torse à 45 ° par rapport au sol, nous étendons les bras vers l'avant, chacun avec un haltère de 3 kilos, nous plaçons les paumes vers le haut et ramenons les coudes vers l'arrière et rendons les bras étendus vers l'avant. Nous faisons trois séries de vingt répétitions.

• **Côté fer:** nous nous assoyons contre une table solide qui soutient l'avant-bras et tient le corps en ligne droite, mais en nous penchant vers la table.

Après les exercices de résistance, il est temps de pratiquer l'élasticité.

• **Expansion de la poitrine:** allongez-vous sur le ventre, placez vos mains à la hauteur des épaules, étirez vos bras et ramenez votre corps. La tête doit être droite, pas en arrière. Tenez-le pendant vingt secondes, revenez au sol et répétez encore deux fois.

• **Élasticité de la jambe**: Allongez-vous sur le dos, amenez un genou contre votre poitrine et allongez votre jambe. Laissez-le à 90° du sol et avec le genou bien tendu. Répétez avec l'autre jambe. Vous devriez faire 20 secondes de chaque exercice et répéter trois fois avec chaque jambe.

À la fin des exercices de résistance, nous faisons de la flexibilité.

• Nous séparons un peu les pieds et faisons un pas en avant avec l'un d'eux. Nous levons le bras de la jambe qui est derrière et tournons le tronc vers le côté de la jambe qui est en avant. Nous attendons vingt secondes, annulons et passons de l'autre côté.

• Nous séparons les pieds un peu plus que la largeur des épaules et inclinons le tronc sur le côté. Nous nous entraidons en amenant le bras du côté où nous nous penchons et l'autre en avant. Une variante consiste à le faire assis sur le sol et les jambes écartées.

Régime hypocalorique

Un régime hypocalorique consiste à diminuer la quantité de calories que nous consommons. Bien qu'au début, cela semble être la solution la plus logique et mathématique à l'obésité: moins de calories = indice de masse corporelle inférieure, les facteurs qui entrent en jeu en font un potentiel ennemi de l'obésité.

En consommant moins de calories, on se sent plus froid et le système circulatoire en souffre. D'autre part, la digestion dépense moins de calories, nous assimilons donc davantage les aliments que nous mangeons.

Enfin, l'activité physique est réduite instinctivement. En l'absence de réserves d'énergie, le cerveau donne l'ordre de cesser les mouvements afin que le corps ne finisse pas de perdre les quelques réserves dont il dispose.

Comme si cela ne suffisait pas, pour qu'un régime hypocalorique ne nuise pas à l'organisme, il est nécessaire de le compléter avec l'augmentation des protéines et des lipides, ces derniers étant plus nocifs que les calories elles-mêmes.

La solution est toujours sur un régime alimentaire équilibré et dans l'exercice quotidien.

Régimes à la mode

Les régimes à la mode doivent être suivis pendant une courte période: entre une semaine et un mois. L'objectif est de perdre énormément de poids. Cependant, en raison du manque d'éléments nutritifs, ils deviennent non viables à long terme. Par conséquent, il est impossible de ne pas générer l'effet de rebond après eux.

Ils sont basés sur un ou plusieurs ingrédients dont les propriétés amincissantes ont été découvertes récemment. Le seul cas dans lequel nous les recommandons est lorsque nous avons déjà un régime fixe que nous suivrons après et que le régime commence par un exercice physique et qu'il continue indéfiniment après le régime.

Il n'est pas étonnant que ces régimes vous fassent perdre 15 kilos en un mois, ce qui vous permettra de récupérer encore plus, par exemple 17 kilos, en reprenant votre routine. Un autre facteur est qu'ils produisent une forte humeur et une irritabilité pour tout ce que nous sommes privés de manger, comme le chocolat.

Régimes selon l'index glycémique

Les régimes selon l'indice glycémique sont ceux sur lesquels nous basons le régime sur l'alimentation en fonction de son influence sur la glycémie. Les aliments glucidiques se voient attribuer un numéro, qui dépend de la mesure dans laquelle vous pouvez augmenter la glycémie.

En bref, il s'agit d'un régime qui compte les glucides et les calories pour ne pas dépasser la limite idéale et ainsi garder le sucre dans le sang contrôlé.

Les objectifs que vous pouvez atteindre avec ce nombre sont d'avoir une alimentation saine, de perdre du poids et de prévenir le diabète.

L'indice glycémique est divisé en trois catégories:

• Indice glycémique bas: 1 à 55

• Indice glycémique moyen: 56 à 69

• Indice glycémique élevé: 70 ans et plus

En ce qui concerne la nourriture, ils sont divisés en:

• faible charge glycémique: 1 à 10

• Charge glycémique moyenne: 11 à 19

• Charge glycémique élevée: 20 ans et plus

Aliments à faible charge glycémique: légumes à feuilles vertes, carottes crues, haricots rouges, pois chiches et lentilles.

Aliments à charge glycémique en moyenne: bananes, ananas, pruneaux et raisins secs, avoine, maïs sucré et pain de seigle.

Aliments à forte charge glycémique: pommes de terre et pain blanc.

Aliments recommandés

- Céréales
- Riz complet
- Pommes de terre
- Aliments entiers (non raffinés)
- Fruits
- Légumes et légumes
- De l'eau
- Bouillon maigre
- Infusions
- Jeux naturels
- Les légumineuses
- Huile d'olive et d'olive

Préparations les plus recommandées

- Au four
- Au vapeur
- Bouilli
- Sucré avec des édulcorants naturels
- Sauté à l'huile d'altoleique

- Maigre
- Grillé

De manière générale, toutes les préparations non frites ou dont les ingrédients n'ont pas été préalablement dégraissés sont recommandées si leur composition le requiert.

Petit déjeuner

- 1 unité de fruit

- 1 tasse de céréales

- 100 grammes de fromage maigre

Déjeuner

- 1 portion de riz brun aux légumes

- 1 tasse de bouillon maigre

- 1 unité de fruit ou une laiterie sans sucre ajoutée pour le dessert

Goûter

- 2 pains multigrains grillés avec de la confiture sans sucre

- 1 tasse de café au lait sans sucre

Le dîner

- 3 beignets de brocoli au four

• 1 portion de salade crue de carottes et de betteraves assaisonnée à l'huile d'olive et au vinaigre

• 1 unité de fruit

Pour les collations, les fruits, les biscottes de riz, le fromage maigre et les barres de céréales sans sucre sont recommandés. Une unité de l'un d'eux ou deux dans le cas des biscuits au riz. Dans le cas du fromage, 100 grammes.

Recettes culinaires saines et attrayantes

Thon frais aux champignons et poivrons

• 2 filets de thon frais

• 1 petit oignon

• ¼ de poivre de chaque couleur

• 10 champignons

• huile altoléique

Faites sauter les légumes coupés en julienne et les champignons dans l'huile. Lorsque vous êtes prêt, ajoutez les darnes de thon et faites cuire des deux côtés jusqu'à ce qu'ils soient prêts. Vous pouvez assaisonner avec des épices de votre goût.

Hamburgers napolitains aux lentilles

• 2 tasses de lentilles cuites

• 1/1 tasse de farine de seigle

• 2 fétas au fromage maigre

• 2 tranches de tomates pelées

Réduisez les lentilles en purée et assaisonnez-les au goût. Ajouter la farine de seigle, unir jusqu'à obtenir une pâte homogène. Prenez au réfrigérateur pendant deux heures. Sortez-le et formez deux hamburgers. Placez-les sur le fer antiadhésif sans huile. À la fin, ajoutez un féta au fromage et une tranche de tomate.

Comment éviter les rebonds

Le rebond semble être l'effet forcé d'un régime inapproprié. Par conséquent, pour éviter cela, il suffit de ne pas adhérer à un régime à la mode ou à ceux qui promettent de se conformer et perdent plus de 10 kilos en une semaine.

Ce qu'il faut faire, c'est changer les habitudes de vie: manger sainement, éliminer le sucre, faire de l'exercice tous les jours (idéalement deux heures, bien que trente minutes suffisent) et boire au moins deux litres d'eau par jour. Ces habitudes nous permettront de perdre du poids progressivement et d'y rester.

Vitamines et minéraux indispensables dans un régime anti-obésité

Une partie de la personne responsable de l'obésité est notre métabolisme. Ce n'est pas seulement ce que nous mangeons, mais ce que notre corps fait avec ce qui y pénètre. Un métabolisme lent signifie que le plus petit apport alimentaire est assimilé et stocké comme réserve d'énergie.

Il est entre nos mains d'éviter ce problème, car il existe une liste de vitamines et de minéraux qui contribuent au bon fonctionnement du métabolisme. Ainsi, il sera accéléré au bon rythme afin de ne pas faire de l'embonpoint dans notre vie.

Vitamines

• Vitamine A

•Vitamine C

• vitamine D

• vitamine E

Minéraux

• calcium

• magnésium

Aliments riches en vitamine A

• lait

• beurre

•Fromage cheddar

• le brocoli

• patate douce

• carotte

• Choux

• épinards

• mangue

• Damas

• melon

• poulet

•Dinde

• veau

Poisson

Aliments riches en vitamine C

• les oranges

• mandarines

• Pamplemousses

• citrons

•Raisin

• Kiwi

• persil

• Poivrons Rouges

• le brocoli

Fraises

• kaki

• basilic

• papaye

Aliments riches en vitamine D

Il est important de prendre en compte que 30% de la vitamine D dont le corps a besoin provient des aliments, tandis que les 70% restants dépendent de l'exposition au soleil. En exposant une partie de la jambe ou du bras une fois par semaine à des moments non sécuritaires, il suffit de l'obtenir.

• Sardines

• le thon

•Saumon

• huile de poisson

• du lait

•Fromage

•Yogourt

• crème de lait

• beurre

•Germe de blé

•Champignons

• avocat

Aliments riches en vitamine E

• les légumineuses

•Jaune d'œuf

•Huile d'olive

•Huile de tournesol

•Céréales complètes

• avocat

• papaye

• du lait

• beurre

•Fruits secs

• graines de chia

• graines de tournesol

• légumes à feuilles vertes

• poisson bleu

Aliments riches en calcium

•Fromage

•Yogourt

• du lait

• beurre

• asperges

• épinards

• le brocoli

• Chard

• chou

• Berza

• Sardines

•Saumon

• fruits de mer

Aliments riches en magnésium

• légumes à feuilles vertes

•Fruits secs

• cerises

• bananes

• Légumes

• cacao

•Céréales complètes

•Poisson

Plantes médicinales bénéfiques

Les plantes indiquées pour lutter contre l'obésité sont celles qui brûlent les graisses existantes, favorisent une plus grande dépense en calories, empêchent le glucose de devenir gras et suppriment la sensation de faim.

Brûleurs de graisse

• Thé vert

• l'Herbe du maté

• Guarana

• Café vert

• Fenouil

• pissenlit

• Chicorée

• Radis noir

Réducteurs d'appétit

• Pavot de Californie

• Valériane

• *Plantago*

• *Glucomannane*

• Spiruline

Réduire l'absorption des aliments

• *Garciniacambogia*

•Queue de cheval

•Ortie

Augmenter l'apport calorique

• bouleau

• chardon

Réduire la résistance à l'insuline

• cannelle

• Gymnema Sauvage

• glucomannane

• le ginseng

Des entreprises telles que Life ont consacré leur vie à la recherche en matière de santé. Pour refléter cela, ils ont créé une série de suppléments naturels conçus pour contrecarrer certains effets nocifs subis par le corps. Tous partagent un certain nombre d'ingrédients communs pour l'élimination de l'obésité. Il est très important que vous les connaissiez afin que vous puissiez décider de recourir au complément ou d'aller directement à ses composants actifs.

La caféine

En augmentant l'effet cardiaque, il accélère le métabolisme à partir de ses bases. Il a un effet oxydant fort sur les graisses. D'autre part, la résistance augmente, ce qui est très bénéfique pour les personnes participant à un programme d'exercice progressif.

Protéines de lactosérum

Son action est d'augmenter la masse musculaire, ce qui engendre à lui seul la perte de graisse, car le muscle s'en nourrit. En le consommant, nous allons probablement prendre du poids, mais nous transformons la graisse en muscle, qui est en bonne santé.

Vitamine D

Il contribue à l'absorption du calcium contenu dans les aliments et, par conséquent, brûle les excès de graisse dans le corps.

Chitosane

Il a le pouvoir d'absorber et de purifier les graisses qui entrent dans notre corps par la nourriture. Par conséquent, il réduit la masse corporelle et diminue le gonflement abdominal.

Acide hydroxy citrique

Il est présent dans la plante *garciniacambogia* et a pour effet d'absorber la graisse accumulée dans l'abdomen, dans le foie et sous la peau.

Diurétiques: activent la fonction rénale et éliminent la rétention d'eau. Le corps perd du volume grâce à la purification des liquides qui y sont stockés.

Substituts de repas: ils ont les nutriments nécessaires pour remplacer l'un des quatre repas de la journée. Comme ils sont conçus pour remplacer les repas légers, ils sont recommandés pour la consommation comme collation ou dîner.

Rassasiants: ils sont formés de fibres solubles et insolubles. Ce composant double sa taille en absorbant l'eau présente dans l'estomac et donne la sensation d'avoir mangé beaucoup plus que ce que nous avons réellement consommé.

Laxatifs: il faut être très prudent avec ce type d'alternative utilisé pour perdre du poids. Le laxatif a pour seule fonction d'aider à éliminer les déchets, ce qui ne veut pas dire qu'il se fluidifie, mais se dégonfle. S'il est pris fréquemment, même s'il n'est pas nécessaire, le résultat est qu'il ne permet pas à l'intestin d'absorber les nutriments, ce qui finit par rendre le corps malade. Les laxatifs ne doivent pas être utilisés pour perdre du poids.

Brûleurs de graisse: sa fonction est de stimuler le métabolisme des graisses, ce qui signifie envoyer un ordre au corps d'utiliser les dépôts de ce composant plus rapidement. Il arrive parfois que le corps ne réagisse pas et n'utilise pas ces réserves. C'est pourquoi les brûleurs sont très efficaces dans ces cas

Il existe cent pour cent d'alternatives naturelles pour contrôler l'obésité. Ce sont des thérapies qui n'ont rien à voir avec la consommation de nutriments qui neutralisent l'effet des autres nutriments. Les thérapies les plus connues à cet égard sont:

Thérapies comportementales

Il s'agit d'induire un état de calme grâce au contrôle de la respiration, à la relaxation musculaire, à la relaxation musculaire et à la relaxation, grâce à la prise de conscience de chaque muscle et à l'entraînement autogène, qui consiste à diriger de l'énergie vers chaque partie du corps pour atteindre effets du froid, de la chaleur, de la chaleur et de la pression, entre autres.

Contrôle du stress

Aromathérapie: cette thérapie alternative a de nombreuses utilisations. Parmi eux se trouve le contrôle du stress. En mélangeant les bons arômes, une relaxation permanente peut être générée pour parvenir à une harmonie corps-esprit-esprit.

Thérapie par le rire: c'est une technique très moderne basée sur le rire testé pour générer spontanément. Croyez en l'effet contagieux du rire et cherchez à le faire exploser à travers les éclats de rire des participants. Il libère des tensions et mène à la guérison des maladies associées à l'amertume et au stress.

Respiration: c'est faire l'inspiration s et des expirations contrôlées pour réduire les niveaux de stress et de tension.

Musicothérapie: en utilisant les notes indiquées pour chaque cas, la musique fonctionne comme un excellent thérapeute. La pression artérielle est réduite, les niveaux hormonaux sont régulés et la fréquence cardiaque est contrôlée.

Massages: grâce à la stimulation correcte des zones stratégiques, l'état de relaxation est atteint.

• **Méditation**: grâce à des techniques d'attention ciblée, au silence, à une bonne posture du corps et à une respiration contrôlée, le stress est canalisé pour quitter le corps.

• **Relaxation progressive**: elle peut être pratiquée à tout moment et en tout lieu. Vous devez commencer par le haut ou par le bas et continuer dans l'ordre. Il consiste à solliciter les muscles d'une partie du corps pour les détendre immédiatement.

• **Biofeedback**: des capteurs sont placés dans le corps pour aider à voir les différents rythmes et valeurs corporelles. Quand ils sont déterminés, vous devez changer d'avis pour les modifier en notre faveur.

• **Taïchi**: lorsque vous travaillez sur l'équilibre et la concentration grâce à des mouvements lents et contrôlés, la tension provoquée par le stress est supprimée.

• **Yoga**: les postures de yoga forcées génèrent un contrôle du corps et un changement métabolique très positif. Parmi ses effets, est d'éliminer le stress.

Contrôle de l'anxiété

Elle est réalisée avec la fourniture d'herbes, d'homéopathie ou de fleurs de Bach. Étant des méthodes naturelles, nous devons faire preuve de patience et laisser à notre corps le temps de commencer à recevoir les stimuli du traitement et ainsi éliminer l'anxiété.

Contrôle de la dépression

Une série de facteurs externes et internes sont mis en jeu pour que la dépression disparaisse. Parmi eux se trouve la consommation d'aliments antidépresseurs, tels que les œufs, les noix et le chocolat; la pratique de l'exercice et de la danse sur une base régulière; faire des activités que nous aimons et augmenter la vie sociale.

Contrôle de la dépendance aux glucides

Les glucides ne doivent pas être éliminés de l'alimentation, car ils constituent une réserve d'énergie. Ce que nous devons faire, c'est réguler sa consommation comme suit:

• Réduire les glucides sucrés

• Ajoutez des graisses polyinsaturées à votre alimentation (noix, beurre de cacahuète, avocat)

• Éliminer les glucides féculents du dîner

Contrôle de la compulsion

Le contrôle du comportement compulsif dans les aliments doit inclure les professionnels suivants:

• psychologues

• psychiatres

• nutritionnistes

• les médecins

Image du corps

En cas d'image corporelle déformée, les traitements les plus efficaces pour la combattre sont:

• Thérapies cognitives comportementales

• Prise de médicaments qui augmentent la sérotonine

Il s'agit de la personne qui cherche à se régaler à travers la nourriture. Ce n'est pas seulement derrière la nourriture elle-même, mais aussi les sensations qu'elle provoque. D'autre part, l'hédonisme étant associé au bien-être, c'est une personne qui mange pour la santé par le biais de l'alimentation. Choisissez donc ceux qui sont riches et en bonne santé en même temps.

Thème III

Tyroïdes

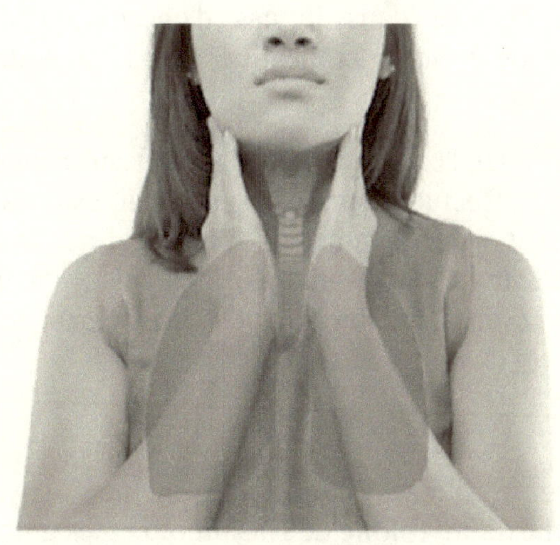

Dans notre cou se trouve une glande en forme de papillon appelée thyroïde. Sa fonction est de produire des hormones pour le bon fonctionnement des systèmes et des organes du corps qui font partie de la dynamique du métabolisme.

Lorsque la thyroïde commence à mal fonctionner, elle influe de différentes manières sur notre corps. Les symptômes peuvent être aussi imperceptibles que devenir plus sensibles au froid, ainsi que très visibles, comme dans le cas d'obésité ou de maigreur extrême, tous deux sans explication liée à la nourriture ou à l'exercice physique.

Afin de déterminer l'existence d'une insuffisance thyroïdienne, il est nécessaire d'effectuer certains tests, parmi lesquels du sang est toujours présent pour évaluer la présence de l'hormone T4, sécrétée par la thyroïde. Toutefois, si le médecin traitant n'en conclut pas le résultat, une biopsie peut être demandée.

Types de problèmes de thyroïde

Les types de problèmes thyroïdiens incluent l'hypothyroïdie, l'hyperthyroïdie, la thyroïdite de Hashimoto et les goitres.

Hypothyroïdie: survient lorsque la glande thyroïde ne produit pas la quantité nécessaire d'hormones thyroïdiennes, de sorte que le corps ressent son manque et sa présence pour assurer les fonctions pertinentes de chaque système. Il est plus fréquent chez les femmes que chez les hommes et se manifeste généralement après soixante ans.

Hyperthyroïdie: nous sommes en présence de cette pathologie lorsque la thyroïde est trop active et, par conséquent, jette un excès d'hormones thyroïdiennes dans le corps. Il peut sembler dû à une consommation excessive d'iode, à la présence de nodules thyroïdiens ou tout simplement au sexe et à l'âge, car les femmes sont les plus susceptibles de développer ce problème, ainsi que les personnes de plus de 60 ans d'âge.

La thyroïdite de Hashimoto: elle est également appelée thyroïdite lymphocytique chronique et se produit lorsque le système immunitaire attaque la thyroïde.

Goitre: c'est l'élargissement de la glande thyroïde, qui se manifeste par le gonflement de la région du cou qui l'abrite. Comme la cause la plus fréquente de goitre est le manque d'iode, la glande est agrandie dans le but d'absorber tout l'iode possible dans notre alimentation. Sans assez d'iode, la thyroïde ne peut pas produire assez d'hormones thyroïdiennes.

Parmi les causes les plus fréquentes d'apparition de problèmes thyroïdiens, on trouve les suivantes:

Auto-immune: les maladies auto-immunes, telles que la polyarthrite rhumatoïde, la maladie cœliaque, le diabète de type 1, la maladie d'Addison, le vitiligo, l'anémie pernicieuse, la sclérose en plaques ou le syndrome de Turner ou de Down ou la maladie bipolaire peuvent ou l'hypothyroïdie.

Carence en iode: un régime pauvre en iode peut provoquer une hypothyroïdie.

Préménopause: les changements hormonaux générés à ce stade peuvent déclencher des problèmes de thyroïde.

Héritage: il existe une forte probabilité d'hypo ou d'hyperthyroïdie si nos parents en sont atteints, en particulier si elle était due à la maladie de Hashimoto ou à la maladie de Graves.

Nodules hyperactifs: l'existence de nodules produit une production excédentaire de T4.

Thyroïdite: inflammation de la glande causée par une grossesse, des causes auto-immunes ou des causes inconnues.

Fumer: les Thio-cyanates présents dans le tabac peuvent produire du goitre.

Une solution pour éviter les problèmes de thyroïde consiste à choisir des produits de nettoyage et des cosmétiques biologiques, car bon nombre de ces produits contiennent des substances qui affectent négativement la production d'hormones. Le stress est une autre cause de dysfonctionnement de la thyroïde, nous devons donc l'éviter autant que possible. Il est évident qu'il n'est parfois pas possible de travailler moins, mais nous pouvons contrôler la manière dont les problèmes liés à cet aspect de notre vie nous affectent.

Selon le type d'affection thyroïdienne dont vous souffrez, vous présenterez différents types de symptômes.

L'hypothyroïdie

• Fatigue

• Somnolence diurne

• Peau sèche

• Prise de poids

• Oublis fréquents

• Fatigue

• Sensibilité au froid

• Faiblesse musculaire

• Enrouement

• Constipation

• Fréquence cardiaque lente

• Gonflement du visage

• Gonflement de la thyroïde (goitre)

• Haut mauvais cholestérol

• Douleurs articulaires et inflammation

• Dépression

L'hyperthyroïdie

• Palpitations

• Nervosité, irritabilité et anxiété

• Trembleur

• Perte de poids et difficulté à récupérer

• Cauchemars

• Fatigue

• Augmentation de l'appétit

• Transpiration accrue

• Sensibilité à la chaleur et sensation de suffocation

• Chute de cheveux

• Troubles menstruels

• Diarrhée

• La croissance des seins chez les hommes

• Vomissement et nausée

La maladie de Hashimoto

• Aucun symptôme

• Avec des symptômes d'hypothyroïdie

• Avec des symptômes d'hyperthyroïdie

• Petit goitre

- Malaise au cou

- Augmentation de la taille de la langue

- Ongles cassants

- Ménorragie (saignement excessif pendant la menstruation)

- Chute de cheveux

Goitre

- Aucun symptôme

- Gonflement ou inconfort au cou

- Difficulté à avaler, à respirer ou à parler

- Toux

- Sensation d'oppression dans la gorge

Lorsque des problèmes de thyroïde apparaissent, de nombreuses autres conditions peuvent être présentes. Parmi eux, nous soulignons:

Intestin irritable: l'hypothyroïdie peut causer des problèmes intestinaux, tels qu'une intolérance au gluten ou des problèmes liés à l'intestin irritable. Par conséquent, certains aliments, en particulier ceux qui contiennent des fibres, peuvent causer une gêne.

Dépression: à l'heure actuelle, l'un des premiers tests demandés par un médecin avant l'apparition des symptômes de la dépression est celui de la fonction thyroïdienne. Si la dépression supposée était due à cette cause, aucun traitement antidépresseur ne fonctionnerait, car il faudrait s'attaquer à la cause initiale, c'est-à-dire l'hypo ou l'hyperthyroïdie.

Fibromyalgie: ce sont des douleurs intenses et persistantes dans les muscles squelettiques. Elle peut être causée par un large éventail de facteurs, parmi lesquels l'hypothyroïdie.

Hypertension: le système endocrinien, dont la thyroïde fait partie, est lié à l'apparition d'une hypertension secondaire. Cela s'appelle une pression élevée qui n'est pas due à un apport excessif en sodium, à un manque d'exercice ou à des problèmes génétiques.

Arthrite: l'hypothyroïdie peut provoquer des douleurs liées à cette maladie, ainsi qu'un gonflement des articulations présentes dans les mains et les pieds.

Une maladie thyroïdienne non traitée peut entraîner certaines conséquences d'une gravité extrême. Par conséquent, une surveillance périodique est très importante pour traiter les problèmes de thyroïde pouvant causer:

Infertilité: les hormones thyroïdiennes interagissent avec les hormones sexuelles. Par conséquent, ils jouent un rôle très important dans la maturation, la libération et la fécondation des ovules. Un dysfonctionnement de la thyroïde peut mener d'une difficulté à concevoir à un avortement spontané. Les hommes ont également des problèmes de sperme, de sorte que l'infertilité n'est pas un problème exclusivement féminin. Le meilleur moyen d'éviter et de contrôler ce problème naturellement est de consommer des aliments riches en iode, notamment du lait de vache, du fromage, du poisson et des œufs.

Dysfonctionnements sexuels: parmi les troubles physiques et psychiques qui affectent la sexualité, on trouve la dysfonction érectile, l'éjaculation prématurée, le manque de désir, l'aversion pour le sexe, la douleur pendant les rapports sexuels et l'incapacité d'avoir des orgasmes. L'un des meilleurs moyens de prévenir et de résoudre ce problème passe par une communication fluide et efficace avec le couple. Parce que la thyroïde peut être l'une des causes, il est recommandé d'adapter le régime alimentaire et le mode de vie pour être en bonne santé. Certains médicaments, tels que les antidépresseurs et les antihypertenseurs, affectent ce domaine. Il est donc recommandé de rechercher une alternative naturelle à chacun d'eux. Les mesures les plus saines sont les plus saines pour éliminer les causes des maladies. Par exemple, si vous souffrez d'hypertension artérielle, la première chose à faire est d'éliminer le sel de table et de faire 30 minutes d'exercices d'aérobic par jour.

Démence: lorsque la chimie corporelle dérivée du système endocrinien est modifiée, l'une des conséquences possibles est la perte de facultés et de la fonction mentale. Il est essentiel de détecter ce trouble à temps, sinon les dommages au cerveau pourraient être permanents. Les taux d'hormones thyroïdiennes élevés et faibles peuvent conduire à ce problème. Pour inverser l'hypothyroïdie, vous pouvez utiliser du thé de pissenlit ou du thé de ginseng. En cas d'hyperthyroïdie, la consommation de radis est recommandée, soit en salade, soit sous forme de jus mélangé à du citron.

Maladie cardiaque: bien que l'hypothyroïdie affecte directement le système cardiovasculaire, l'hyperthyroïdie prédispose à provoquer une fibrillation auriculaire, provoquant ainsi une arythmie.

Cancer de la thyroïde: Le cancer de la thyroïde est principalement dû à la génétique et à des facteurs tels que l'exposition aux radiations chez les enfants. Comme ce dernier facteur a une incidence minimale sur son apparence, il est très difficile de prévenir la maladie. Cependant, il existe des alternatives naturelles qui aident à traiter les traitements contre ce type de cancer. Il est recommandé d'adopter le régime méditerranéen à base de choux, de légumes oranges et rouges, d'agrumes, de légumes verts, de fruits rouges et de légumineuses, entre autres aliments naturels.

Médicaments

Dans le traitement des maladies de la thyroïde, les médicaments peuvent utiliser pour stimuler leur fonction en cas d'hypothyroïdie ou limiter leur activité excessive en cas d'hyperthyroïdie.

Médicaments contre l'hypothyroïdie: dans ce cas, on utilise des hormones synthétiques de la thyroïde qui remplissent la fonction de remplacement des hormones T3 et T4 qui ne sont pas produites en quantité suffisante. Parmi ceux-ci, le plus couramment utilisé est la lévothyroxine. Les effets indésirables qu'il peut produire sont similaires aux symptômes de l'hyperthyroïdie (bouffées de chaleur, palpitations, insomnie, nervosité).

Médicaments contre l'hyperthyroïdie: en cas d'hyperthyroïdie, la glande thyroïde produit des hormones T3 et T4 en excès, ce qui exagère ses effets physiologiques qui deviennent des symptômes gênants pour le patient. Dans cette situation, les médicaments bloquent la formation d'hormones thyroïdiennes. Des exemples de ces médicaments sont: le méthimazole, le propylthiouracile, l'iodure.

Rayonnement avec l'iode radioactif

Cette thérapie fait partie de la médecine nucléaire et est utilisée pour lutter contre l'hyperthyroïdie. Il consiste à avaler une petite dose de cette substance, qui est absorbée dans le sang et détruit les cellules thyroïdiennes. Il est également très efficace dans la lutte contre le cancer de la thyroïde. Les effets secondaires associés à cette thérapie incluent nausée, vomissements, bouche sèche, gonflement du cou, douleurs dans les glandes salivaires et changements de goût.

Goitre et chirurgie

En présence de goitre, une alternative est une intervention chirurgicale qui consiste à enlever la glande thyroïde, qu'elle soit totale ou partielle. Il s'agit d'une intervention qui dure au maximum quatre heures et se fait par une incision au-dessus de la clavicule. Dans de nombreux cas, un cathéter est placé pour drainer le sang et les liquides. Cette opération est recommandée en cas de goitre excessivement gros, ce qui entrave des fonctions telles que la respiration et l'alimentation.

Parmi les effets secondaires et les complications résultant de la chirurgie, on trouve des infections ou des ecchymoses sur la peau, une altération de la voix à long terme, des complications respiratoires dues à une mauvaise praxis et à une baisse du taux de calcium dans le sang.

Gestion après chirurgie, iode radioactif et cancer

Après la chirurgie, les soins domestiques sont basés sur une bonne hygiène de la plaie et une bonne nutrition. Vous devez préparer trois repas par jour à base d'aliments mous et il est essentiel d'être bien hydraté.

Une fois que l'iode radioactif a été appliqué, les précautions qui suivent sont basées sur la non-transmission du rayonnement d'iode à d'autres personnes. La première chose à garder à l'esprit est de ne pas être en contact avec de jeunes enfants ou des femmes enceintes. Il est idéal d'avoir une salle de bain séparée ou, si cela n'est pas possible, la chaîne doit être jetée deux fois après chaque utilisation des toilettes. Il est conseillé d'utiliser des couverts jetables ou d'avoir des couverts uniquement pour le patient, qui doivent être lavés séparément de ceux des autres.

Vous avertissez des contacts qui vont au-delà d'un bref message d'accueil. Enfin, il est conseillé de boire beaucoup d'eau.

Pour ce qui est de la vie après le cancer de la thyroïde, on peut dire qu'il faut être très attentif à l'apparition des symptômes une fois le traitement terminé, car cela devra être communiqué au médecin lors des consultations ultérieures à la fin du processus. Les repas et les exercices seront recommandés par le médecin traitant en doses et en types, qui devront être strictement suivis en fonction de leurs indications.

Repos ou exercice physique

Bien que les médicaments pour la vie permettent de résoudre les problèmes de thyroïde, il a été démontré que l'exercice physique régulier avait des effets très positifs sur les personnes atteintes d'hypothyroïdie. Qu'est-ce qui se passe, c'est que la pratique régulière de l'exercice physique augmente les niveaux de T3 et T4.

Les moments où un problème thyroïdien nous amène à nous reposer sont après avoir subi une chirurgie thyroïdienne. Ce repos doit être maintenu pendant trois semaines. Sans cette immobilité, la reprise peut être inutilement prolongée ou avoir des revers.

Complications et maladies associées

Les problèmes associés à l'exercice physique chez les personnes atteintes de cette maladie sont liés au surpoids, à la fatigue, à la fragilité des os et aux problèmes cardiaques. Par conséquent, si l'exercice n'est pas contrôlé, nous sommes exposés à:

• Suffoquer

• Étourdissements d'hyperventilation

• Dommages articulaires

• Les fractures

Avantages des routines combinées de cardio, endurance, élasticité et flexibilité

Lorsque nous parlons d'exercice physique, nous ne parlons pas seulement d'haltérophilie ou de marcher sur le tapis roulant. L'exercice physique bien compris devrait être englobé de manière holistique. Par conséquent, la routine est précisément ce à quoi nous devons échapper lorsque nous recherchons de véritables avantages.

Il est courant de s'habituer à un instructeur et, pourtant, à un seul type de classe enseignée par ce professionnel. Cependant, à long terme, la pratique d'un seul mode d'exercice diminue l'efficacité de ce que nous faisons.

La première recommandation à suivre est donc d'assister à autant de fois que possible. D'autre part, la combinaison du cardio, de la résistance, de l'élasticité et de la souplesse nous permettra de brûler de la graisse, de tonifier les muscles et d'obtenir l'amplitude de mouvement la plus large possible. Nous allons donc protéger nos articulations et rendre l'exercice plus efficace chaque jour.

Selon que l'on souffre du hoquet ou de l'hyperthyroïdie, il existe des mesures diététiques spécifiques à suivre.

Mesures alimentaires pour l'hypothyroïdie

Dans ce cas, évitez:

- **Les barres énergétiques**

- **Les sucres**

- **Glucides raffinés**

- **Produits à base de soja**

- **La caféine**

- **Aliments génétiquement modifiés**

- **Gluten**

Ce qu'il est recommandé d'ingérer est:

- **Légumes sans amidon**

- **Graisses saines (insaturées et polyinsaturées)**

- **Protéines**

- **Vitamines et minéraux**

Mesures diététiques pour l'hyperthyroïdie

Ils devraient être évités:

- **Algues**

- **Graisses transgéniques**

- **Produits laitiers**

- **Soja**

- **Maïs**

- **Additifs chimiques**

- **La caféine**

- **Les sucres**

- **Glucides raffinés**

Il est recommandé de manger:

- **Aux amandes**

- **Navets**

- **Persil**

- **Graines de lin**

- **Thé à la mélisse**

- **l'herbe d'*Ajuga***

Régime riche en iode

Pour prévenir le goitre, il est important de suivre un régime riche en iode. Les aliments que vous devriez inclure dans ce cas sont:

- La morue

- Myrtilles

- Maquereau

- Le thon

- Moules

- Haricots

- Crevettes

- Crevettes

- Fraises

- Pommes de terre

- Fromage

- Saumon

- Noix de cajou

- Le brocoli

- Huîtres

- Gruau

- Cacahuète

Régime pauvre en iode

Quand il y a un excès d'iode dans votre corps, il est recommandé de suivre un régime qui le contrecarre. Par conséquent, vous devriez éviter les aliments détaillés ci-dessus. Cependant, c'est tout ce que vous avez permis:

- Blanc d'œuf

- Poisson de rivière

- Épices: cannelle, origan, poivre

- Pommes de terre

- Des pommes

- Mûres

• Ananas

• Les légumineuses

• Céréales complètes

• Légumes racines

• Les légumes

• Pain de maison

Régime alimentaire normal en iode

Lorsqu'il n'y a aucune indication médicale d'augmenter ou de diminuer la consommation d'iode, les quantités quotidiennes recommandées sont les suivantes:

• Jusqu'à 14 ans: 90 microgrammes par jour

• à partir de 15 ans: 150 microgrammes par jour

Intolérance au gluten

Vous pouvez être cœliaque, ce qui est vérifié par un test sanguin, ou vous pouvez avoir une intolérance au gluten. Cette dernière affection chez l'enfant se manifeste par des vomissements et une diarrhée, mais chez l'adulte, les symptômes s'estompent et il n'y a rien de clair. Il n'y a aucun moyen de détecter avec précision qu'une personne est intolérante au gluten.

Puisque le seul moyen d'éviter les symptômes de cette maladie chronique est de ne pas consommer de gluten, il est pratique que si des problèmes de digestion sont générés, même minimes, essayez d'éliminer cette protéine du régime alimentaire.

Les seuls ingrédients qui en contiennent et qui, par conséquent, devraient être évités sont:

• **Blé**

• **Gruau**

• **Orge**

• **Seigle**

L'hypothyroïdie est une maladie étroitement liée à cette maladie.

Intolérance au lactose

C'est la condition de ne pas être capable de digérer le sucre présent dans le lait (lactose). C'est une maladie qui ne cause pas de dommages, mais présente des symptômes très gênants, parmi lesquels des gaz, des coliques, des diarrhées, des nausées et un gonflement abdominal.

Chaque personne vivant d'une manière différente, la restriction des aliments contenant du lactose peut être totale ou partielle. Quoi qu'il en soit, nous devrions savoir que ce qui ne devrait pas être mangé, ou du moins devrait être restreint, est un produit laitier. Ce qui se passe, c'est que cette coupe dans le régime nécessite que la personne ingère du calcium et de la vitamine D provenant d'autres aliments. Parmi eux, nous recommandons:

• Agrumes

• Noix

• Omelette

• Banane

• Tomates

• Laitue

• Carotte

- Huile d'olive

- Poires

- Ananas

- Pain complet

- Confiture

- Épinards

- Saumon

- Graines de chia

- Yaourt sans lactose

- Granula

- Beurre d'arachide

- Des pommes

Préparations les plus recommandées

Les préparations les plus recommandées sont celles qui conservent intactes les propriétés et les nutriments de l'aliment. Par conséquent, les recommandations suivantes doivent être prises en compte:

- Presser les agrumes au moment

- Moudre les graines au moment de la consommation

- Cuisson à la vapeur

- Quand il bout, essayez de ne pas jeter de l'eau, mais il est absorbé

- Les aliments cuits ne sont pas trop cuits

- Les aliments grillés ne brûlent pas

• Légumes cuits: les personnes atteintes d'hypothyroïdie ne doivent pas manger de légumes crus, car ils émettent une substance toxique qui empêche l'absorption de l'iode.

• Légumes fermentés: les personnes atteintes d'hypothyroïdie peuvent consommer des préparations telles que la choucroute, car lors de la fermentation, les légumes éliminent l'élément toxique qui empêche l'absorption de l'iode.

Cet exemple de menu est pour unepersonne qui a de l'hypothyroïdie.

Petit déjeuner

• 1 tasse de yaourt

• ½ tasse de granula

• 3 fraises

Déjeuner

• 1 Quésadilla de divers fromages (y compris le cheddar), carottes et brocolis

• 1 tasse de mousse de cacao

Goûter

• 1 tranche de pain à la banane de grains entiers

• 1 tasse de yogourt à boire

Le dîner

• Omelette aux champignons et au fromage

• ½ portion de moules

Salade d'épinards à la mangue

• 1 épinard lié

• Feuilles de roquette

• 1 poignée

• Huile d'olive

• 10 Noix

Lavez bien les épinards et égouttez-les. Retirez la côte centrale et coupez-la en lanières. Ajoutez les dés de mangue, les noix grossièrement hachées, coupez les feuilles de roquette et baignez-les avec un filet d'huile d'olive.

Gazpacho d'avocat et concombre

• 2 concombres

• 1 avocat

• 1 cuillère à soupe de graines de lin

• ½ litre d'eau

Épluchez les fruits et coupez-les en morceaux. Placez-les dans le mélangeur avec le reste des ingrédients. Mélanger jusqu'à obtenir une pâte lisse. Vous pouvez le servir avec du persil, du basilic ou des noix hachées.

Chapitre 9

Vitamines et minéraux

La thyroïde peut échouer pour des raisons multiples. Donc, rien ne garantit à cent pour cent qu'il continuera à fonctionner de manière optimale. Cependant, certains éléments nutritifs, qui manquent ou sont rares, l'emmènent à la limite de leurs performances. Ils risquent donc davantage d'échouer. Ces nutriments sont:

L'iode

Lorsque la quantité d'iode ingérée n'est pas suffisante, la thyroïde n'est pas capable de produire des hormones pour la production desquelles elle existe. On peut le trouver dans les fruits de mer, les produits laitiers, les poissons de mer, les fruits et les légumes.

Le zinc

Si ce minéral est absent, la T3, une hormone qui produit la thyroïde, ne peut pas atteindre l'ADN. D'autre part, ce minéral contribue au bon fonctionnement de la prostate, des organes reproducteurs, du foie et de la guérison. On le trouve dans les noix de pécan, dans les algues, dans le chocolat noir, dans les huîtres, dans les graines de citrouille, dans les œufs et dans les légumineuses.

Sélénium

Ce minéral remplit la fonction de transformer T4 en T3, qui est l'hormone thyroïdienne active elle-même. Le principal problème de ce minéral est que, comme il provient de la nourriture et que de nombreux pays ne l'intègrent pas dans son sol, il est essentiel de le prendre sous forme de complément à base de capsule. Les aliments qui en contiennent, tant que le sol du pays le possède, sont les noix du Brésil, l'ail, les œufs, le poisson bleu, les crustacés, les graines de tournesol et de moutarde, le pain de blé entier et le riz brun.

Le fer

Il doit être présent pour que la glande thyroïde synthétise des hormones. Nous trouvons du fer dans les légumineuses, il est donc très important de ne pas filtrer l'eau après la cuisson. Par conséquent, il est nécessaire d'utiliser la quantité d'eau nécessaire, mais pas plus, pour la cuisson en fonction de la quantité de légumineuses. En effet, la plus grande partie du fer reste dans l'eau dans laquelle ils sont cuits. D'autres aliments contenant du fer sont du lait avec du fer, des crustacés et des épinards.

Vitamine A

C'est le pont entre l'hormone thyroïdienne et l'ADN cellulaire, qui est exactement l'endroit où l'hormone agit et affiche tout son effet. Sans la vitamine A, peu importe combien la thyroïde agit, les cellules ne le découvriront jamais. On le trouve dans le jaune d'œuf, dans les patates douces, dans les abricots, dans la pêche, dans le melon, dans la citrouille, dans la mangue et dans la papaye.

Plantes médicinales bénéfiques

Certaines plantes sont bénéfiques pour les problèmes de thyroïde. Il est toujours bon de les avoir sous la main pour nous préparer un thé ou les consommer à notre guise.

Des plantes pour stabiliser les défenses

• **Échinacée**: renforce le système immunitaire et vous protège contre les virus et les bactéries. Il soulage également la douleur et tue les infections.

• **Astragalus Chinois**: équilibre le système nerveux, augmente les défenses, favorise la bonne humeur et redonne de la vitalité.

• **Gingembre**: il possède d'excellents pouvoirs digestifs, il est anti-inflammatoire, antiseptique et renforce le système immunitaire.

• **Le curcuma**: il est un antioxydant, il inverse donc l'effet des radicaux libres sur la protection des cellules, il est anticancéreux et renforce le système immunitaire.

Les plantes qui régulent l'iode

• **Huile d'onagre**: annule la chute des cheveux et régule l'iode.

• **Ortie**: en ayant une teneur élevée en iode, il est utile de la fournir en cas de manque.

• **Réglisse:** en plus de réguler l'iode, elle stimule la production de T4 et de T3.

• **Graine de lin**: maintient les niveaux d'iode stables et fait fonctionner la thyroïde comme il se doit.

Plantes nuisibles

Dans la nature, tout n'est pas synonyme de santé et de bien-être. Certaines plantes peuvent même tuer. Aujourd'hui, nous nous concentrerons sur ceux qui nuisent à l'absorption de l'iode (goitrigènes) et des cancérogènes.

Plantes goitrigènes

Les plantes goitrigènes sont celles qui empêchent l'assimilation de l'iode. Par conséquent, pour plus S'ils sont consommés, ils libèrent une substance qui agit comme une barrière entre l'iode et l'organisme. Ils sont très nocifs pour les personnes atteintes d'hypothyroïdie.

Les plantes qui ont cette caractéristique sont le chou et le manioc.

Plantes cancérigènes

• **Thé *Crotonflavens* (Euphorbiacée)**

Il a été découvert que les habitants de Curaçao, qui boivent habituellement ce thé, ont un taux de cancer de l'œsophage 11% plus élevé que le reste du monde.

Certains des suppléments naturels commercialisés par des entreprises telles que Life pour contrecarrer les effets d'une thyroïde qui fonctionne mal sont:

Purely Holistic: favorise le bon fonctionnement de la glande thyroïde en régulant le niveau d'iode. C'est très bénéfique pour la circulation.

Vita Source Labs: son ingrédient principal est le sélénium, qui déclenche la production de sélénoprotéine, un élément nutritif indispensable au bon fonctionnement des cellules.

Adrenal Work: réduit le niveau d'anxiété et aide à contrôler le stress. Restaure le bon fonctionnement des glandes surrénales et restaure l'énergie perdue.

Body Thyroid Support: contient du magnésium et du poivre de Cayenne, il accélère donc et régule le taux métabolique. C'est très utile dans la perte de poids.

Pure Encapsulations: restaure la fonction cellulaire grâce à l'apport de vitamines et de minéraux nécessaires à un fonctionnement optimal.

Now Thyroid Energy: fournit de l'iode et de la tyrosine, ce qui favorise la synthèse correcte de la glande thyroïde. En revanche, il contient du zinc, du cuivre et du sélénium, des minéraux qui favorisent la fonction thyroïdienne.

Les techniques alternatives sont un ensemble de pratiques axées sur la lutte contre les maladies et les affections en activant certains points du corps. Évitez la voie de la médecine traditionnelle car elle est considérée comme invasive et pleine d'effets secondaires que vous pensez pouvoir éviter.

Contrôle du stress

• **Augmenter la vie sociale:** plus nous avons d'amis, plus nous avons de socialisation. Ils s'entraînent avec eux à la diminution du stress, en grande partie parce que nous arrêtons de penser à nos problèmes pendant un moment.

• **Augmentez la bonne humeur**: nous avons tous quelque chose qui nous fait rire, il suffit d'inviter ces éléments dans notre vie et de commencer à emmener l'enfant à l'intérieur.

• **Sport ou activité physique**: le sport ajoute toujours la valeur ajoutée de la motivation générée par la compétition. Cependant, vous pouvez choisir toute activité physique qui demande concentration et persévérance, comme le yoga, la danse ou même la gymnastique.

Éviter le jeûne

Bien que le jeûne soit une pratique recommandée pour purifier et désenvenimer le corps, il a tellement d'effets secondaires qu'il finit par être pire que les dégâts qu'il subit. Lorsque vous souffrez d'hyperthyroïdie, le jeûne est particulièrement contre-indiqué. Parmi les effets secondaires que vous pourriez avoir, vous trouverez les suivants:

- Crampes musculaires

- Mal de dos aigu

- La rétention d'eau

- Hypoglycémie

- Maux de tête et migraines

- Perturbation du sommeil

- Contrôle électrolytique

Thérapies pour la tristesse

- **Permettez-vous d'être triste**

- **Parlez de vos sentiments**

- **Éliminez la surcharge de travail**

- **Rechercher un nouveau passe-temps**

- **Se rencontrer avec des passe-temps du passé**

- **Pratiquer la résilience** (sortir de situations difficiles et traumatisantes)

Thème IV

Syndrome

Ovaires poly-kystiques

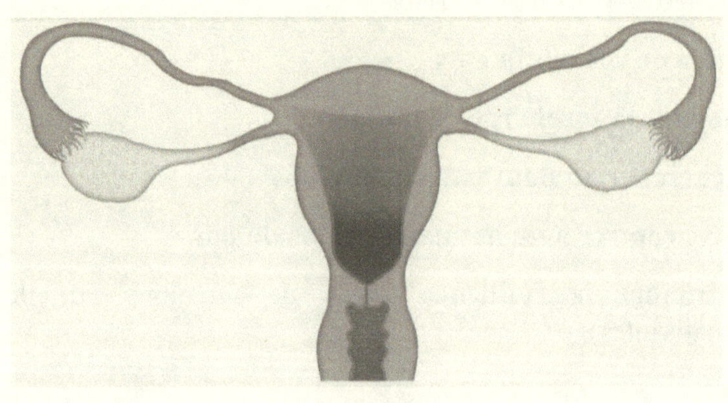

Le syndrome des ovaires poly-kystiques (SOPK) est un trouble hormonal assez fréquent chez les femmes en âge de procréer. En raison de la présence d'un taux élevé d'androgènes, hormones mâles, les ovaires ne parviennent pas à libérer les ovules matures. Cela provoque l'encapsulation de l'ovule mature dans une sphère de fluide à l'intérieur de l'ovaire, bien que cela ne se produise pas toujours de cette façon.

Quand on parle d'hormones mâles chez une femme, on peut se demander s'il s'agit d'une anomalie, mais ce n'est pas du tout. Les ovaires produisent des œstrogènes, de la progestérone et des androgènes. Ces derniers sont des hormones mâles qui doivent être présentes chez les femmes. Le problème se produit lorsque le montant séparé est supérieur à suffisant.

Les glandes surrénales produisent également des androgènes, qui ont pour fonction de réguler le cycle menstruel et l'ovulation. Cependant, leur excès a l'effet inverse: au lieu de déclencher la libération des ovules, il les retient à l'intérieur de l'ovaire. Cela produit, dans certains cas, l'élargissement des ovaires.

Heureusement, les ovaires poly-kystiques sont notés par une série de symptômes gênants, ce qui permet une détection adéquate du syndrome afin que nous puissions le traiter correctement.

Il ne faut pas oublier que l'apparition d'un ou de plusieurs de ses symptômes n'est pas un signe non équivoque de cette maladie, mais qu'il s'agit d'unUn examen physique effectué par un gynécologue ou par un endocrinologue qui dictera votre présence.

Parmi les causes les plus fréquentes de développement des ovaires polykystiques, héréditaires, liées aux habitudes de vie et au système endocrinien.

Patrimoine

Il a été constaté que les filles de patients atteints de cette maladie sont très susceptibles d'en souffrir. La même chose se produit s'il y a une histoire de famille en général.

Habitudes de vie

Le mode de vie sédentaire est l'une des causes de ce syndrome. Une fois que vous avez commencé à faire de l'exercice et à perdre du poids, la maladie est beaucoup plus facile à contrôler. De même, un régime alimentaire riche en aliments nocifs, tels que les sucres et les graisses saturées, peut provoquer des maladies.

Causes endocriniennes

Il y a un débat ouvert sur ce qui vient en premier, qu'il s'agisse des ovaires polykystiques ou des problèmes endocriniens. Quoi qu'il en soit, l'un d'eux peut nous alerter de la présence de l'autre, il est donc très important de garder à l'esprit que si nous souffrons d'une de ces maladies, il est possible que l'autre se cache derrière les symptômes de la première. Les causes endocriniennes les plus courantes sont:

Hyperprolactinémie: La prolactine est une hormone produite lors de l'adénohypophyse qui régule le développement du sein et la production de lait. Son augmentation au-dessus de la normale peut être liée à des anomalies menstruelles et au syndrome des ovaires polykystiques.

Hypothyroïdie: la glande thyroïde ne produit pas assez d'hormone T4, vous perdez donc votre concentration, vous êtes plus sensible au froid et toute activité physique provoque la fatigue, entre autres symptômes de toutes sortes.

Maladie de Cushing: est la prolifération de l'hypophyse, une glande située à la base du cerveau. Compte tenu de cela, la glande commence à sécréter un excès de l'hormone adrénocorticotropine.

Gigantisme ou acromégalie: ce sont des maladies qui provoquent une croissance excessive des membres. Le gigantisme se produit avant la fermeture de l'épiphyse, tandis qu'une fois fermée, la maladie qui survient s'il y a une croissance disproportionnée est l'acromégalie.

Résistance à l'insuline: c'est lorsque l'insuline est produite normalement, mais que l'organisme ne peut pas en faire un bon usage, de sorte que la glycémie est toujours élevée.

Bien qu'ils soient ennuyeux et désagréables, les symptômes nous aident à réaliser que quelque chose d'étrange se passe avec notre corps. L'apparition de l'un d'entre eux n'indique pas nécessairement que nous sommes atteints du syndrome des ovaires polykystiques. Cependant, lorsqu'il y en a plusieurs et sans raison apparente, il est conseillé de consulter un médecin pour obtenir un diagnostic. Les symptômes les plus courants des ovaires polykystiques sont les suivants:

Prise de poids: il est fréquent que, lorsqu'on souffre d'ovaires polykystiques, on assiste à un gain de poids même s'il n'a pas changé de régime et qu'il est très difficile de perdre quelques grammes.

Acné: l'apparition soudaine d'acné, surtout à l'âge adulte, peut être un indicateur de la maladie. Dans le cas de l'adolescence, une aggravation de l'acné peut survenir.

Oligoménorrhée: c'est quand la période menstruelle se produit rarement.

Hirsutisme: se produit lorsque les poils du visage et du corps se développent, en particulier dans la région du dos, autour du mamelon et dans la poitrine. À l'adolescence, il est normal que ce type de cheveux apparaisse s'il s'agit d'une caractéristique qui accompagnera la femme tout au long de sa vie. Cependant, quand il s'agit d'un cheveu excessif ou s'il apparaît à l'âge adulte, cela peut indiquer ce problème.

Perte de cheveux: les cheveux tombent en plus grande quantité que d'habitude.

Parallèlement au syndrome des ovaires polykystiques, une série de pathologies fortement liées à leur état apparaît. Parmi eux, les plus courants sont:

Obésité abdominale: tandis que le tissu adipeux s'accumule dans la région abdominale, les risques de maladies cardiovasculaires augmentent. Le SOPK rend extrêmement difficile la perte de cette graisse.

Syndrome métabolique: cette pathologie provoque une accumulation de graisse dans la région de la poitrine, de l'abdomen, du dos et des hanches. Sa relation avec le SOPK est due au fait qu'il provoque une résistance à l'insuline et, par conséquent, une augmentation de la production d'insuline pour compenser le fait que le corps ne peut pas utiliser ce qui est présent. Par conséquent, la glycémie s'accumule et augmente la présence de tissu adipeux.

Affection fibrokystique du sein: on pense qu'une altération de la production d'œstrogènes et de progestérone, des hormones sexuelles, peut entraîner cette affection. Bien que cela soit ennuyeux et douloureux, ce n'est la cause d'aucune autre pathologie ou maladie. Il s'est manifesté par les nodules, les kystes et même par la présence d'abcès.

Au-delà des conséquences momentanées, le syndrome des ovaires polykystiques est associé à certaines pathologies qui surviennent et restent indéterminées dans notre corps. Les plus courants sont:

Infertilité anovulatoire: les femmes atteintes d'ovaires polykystiques souffrent généralement d'infertilité appartenant au groupe 2, ce qui est lié à l'échec de l'hypothalamus. Un moyen naturel de sortir de l'infertilité due aux ovaires polykystiques est d'éliminer la consommation de graisses animales saturées et d'augmenter la consommation de fruits et de légumes.

Diabète: il est dû à la résistance à l'insuline générée par le SOPK, prélude presque définitif au diabète. La consommation de graines de lin est recommandée pour contrecarrer les effets des ovaires polykystiques, car ce composant diminue la présence d'androgènes et contribue à la fusion de la testostérone et de la globuline, qui protège le corps contre les effets de cette maladie.

Cardiopathie ischémique: un SOPK non surveillé ou mal traité au niveau physiologique augmente le risque de maladies cardiovasculaires, car la présence de lipides dans le sang est perturbée. Ce type de maladie coronarienne se caractérise par une artériosclérose au niveau des artères reliées au cœur. Cette maladie peut entraîner un infarctus du myocarde. La consommation de fruits et de légumes, la réduction de l'alcool et l'exercice physique sont les meilleurs moyens de prévenir et d'inverser les maladies cardiaques ischémiques.

Cancer de l'utérus: Les femmes qui souffrent du SOPK ont un risque plus élevé de développer ce type de cancer. Il existe plusieurs types de cancer de l'utérus, le plus commun chez ces patientes étant l'endomètre.

Intolérance au gluten: Dans ce cas, il est recommandé de rester très attentif à l'intolérance au gluten, car une petite manifestation de l'organisme contre cet élément nutritif pourrait indiquer qu'il le rejette et que sa consommation persistante peut nous amener à souffrir d'ovaires polykystiques.

Médicaments utilisés pour lutter contre le SOPK

Pour le traitement du SOPK, les mesures sont axées sur les conditions de la patiente et ses souhaits concernant sa fertilité. Des combinaisons de mesures non pharmacologiques, telles que le régime alimentaire et l'exercice, sont généralement utilisées, ainsi que des médicaments agissant sur les différentes causes du SOPK. Les contraceptifs hormonaux et les médicaments de résistance à l'insuline peuvent être utilisés.

La première étape du traitement sera une période de 3 à 6 mois sous un régime, combiné à des exercices d'aérobic pour perdre du poids. Ensuite, dans un deuxième temps, les médicaments sont introduits. On utilise des médicaments sensibilisant à l'insuline, tels que la metformine, qui, par leur mécanisme d'action, améliorent les altérations hormonales et métaboliques du SOPK.

Les contraceptifs hormonaux sont des préparations d'œstrogènes et de progestatifs qui visent à réguler les altérations hormonales du cycle féminin chez les SOPK; les contraceptifs ayant un effet anti androgène sont généralement utilisés, c'est-à-dire qu'ils bloquent l'action des hormones masculinisantes, qui sont augmentées dans les SOPK. Cela améliore les symptômes tels que l'hirsutisme et l'excès de poil. Certains de ces médicaments sont: l'acétate de cyprotérone, l'acétate de chlormadinone, le dinogest, la drospirénone.

Pour les femmes qui ont un désir de reproduction, un médicament appelé **Clomifène**, dont la fonction est de stimuler l'ovulation, est inclus dans le traitement. Il peut être utilisé seul ou en association avec la metformine. Ces patients peuvent également avoir besoin de conseils spécialisés en fertilisation.

Certains effets secondaires du médicament sont les suivants: altérations du cycle menstruel et du métabolisme, symptômes gastro-intestinaux tels que nausées, vomissements, diarrhée, hypotension et vertiges.

Faible fertilisation et haute technologie

La fécondation in vitro est une alternative à l'infertilité due au SOPK. Les œufs utilisés peuvent provenir de la même femme qui sera mère ou donneuse. La même chose vaut pour le sperme. Une autre option est la mère porteuse, qui prête l'utérus pour la grossesse.

La complication qui peut survenir lors de la fécondation assistée est une grossesse multiple. Mais il peut également être évité en plaçant une plus petite quantité d'embryons sur la future mère.

Chirurgie ovarienne

Il existe deux types de chirurgies ovariennes préventives. L'un d'entre eux est la laparoscopie et l'autre est abdominale. La chirurgie laparoscopique est réalisée sous anesthésie locale et les ovaires sont enlevés par une incision dans le nombril qui permet l'entrée d'un tube. Cela dure au plus une heure et demie. Le prélèvement abdominal se fait sous anesthésie générale, la coupe du bikini est effectuée pour le porter et peut durer deux heures.

Les avantages offerts par ces chirurgies et s l'élimination des problèmes liés aux ovaires polykystiques. En ce qui concerne les inconvénients, ceux-ci peuvent inclure des infections, des hémorragies, une obstruction intestinale, la formation de tissu cicatriciel et de possibles lésions des organes internes. Bien entendu, l'infertilité permanente est la conséquence la plus directe.

Chapitre 7

Activité physique

L'importance de faire de l'exercice physique en cas de syndrome des ovaires polykystiques est que, en plus de contribuer au contrôle du poids, qui peut avoir augmenté de manière excessive après la maladie, un exercice physique régulier améliore la fonction de reproduction. Par conséquent, il annule l'une des maladies associées au syndrome.

Avantages des routines combinées de cardio, endurance, élasticité et flexibilité

Il est recommandé aux femmes souffrant de ce syndrome de faire au moins deux heures et demie d'exercice physique aérobique hebdomadaire. L'intensité variera à mesure que le corps se forme et développe sa capacité pulmonaire au maximum. La recommandation est de le faire aussi intensément que possible.

Ce temps doit être divisé en sessions de trente minutes minimum et de quarante-cinq heures maximum.

La gymnastique aquatique est particulièrement recommandée pour ces femmes, ainsi que la Zumba, car elle contribue à améliorer l'humeur.

Au moins deux fois par semaine, une routine de poids doit être effectuée pour tous les groupes musculaires. Par conséquent, la session de merde ne devrait pas durer moins d'une heure. Lorsque le muscle est développé, plus de calories sont brûlées dans le processus et, ce qui est intéressant, au repos. Par conséquent, lorsque vous regardez la télévision tranquillement chez vous et que vous avez développé des muscles, vous brûlez des calories.

Enfin, l'élasticité et la flexibilité aideront à l'exercice de la musculation dans les jours qui suivent son achèvement, de même qu'elles seront essentielles pour améliorer la qualité de nos mouvements. Grâce à cela, l'exercice sera plus efficace chaque jour. Pour que cela soit possible, il est nécessaire d'étirer chaque muscle travaillé pendant au moins vingt secondes après les séances de musculation et d'aérobic (bien que les muscles ne soient pas travaillés de manière spécifique, ils le sont de manière globale), ainsi qu'effectuer également des activités physiques spécialement conçues pour gagner en flexibilité, telles que le ballet, le yoga, lespilâtes et les étirements.

Chapitre 8

Mesures diététiques

Une alimentation saine est la clé pour que certaines maladies associées au SOPK n'apparaissent pas. Parce que ce syndrome fait que la glycémie reste élevée, cela peut entraîner un diabète et une surcharge pondérale. Cependant, en sélectionnant correctement les aliments, les deux problèmes peuvent être évités.

Les glucides sont l'axe autour duquel tout doit circuler. Nous ne pouvons pas nous en débarrasser, même en sachant qu'ils sont responsables de l'augmentation du taux de sucre dans le sang. C'est pourquoi nous devons savoir lesquels choisir. Tous les glucides ne sont pas identiques, mais certains ont plus d'impact sur l'augmentation de la glycémie. Il faut alors apprendre à choisir de la bonne manière.

Les glucides les plus appropriés pour les femmes souffrant de SOPK sont:

- **Fruits frais**

- **Légumes frais à faible teneur en amidon**

- **Céréales à grains entiers**

- **Céréales à haute teneur en fibres** (au moins 5 grammes de fibres par portion)

- **Yaourt sans sucre**

Au contraire, ceux à éviter sont:

- **Légumes à haute teneur en amidon**

- **Conserves de fruits au sirop**

- **Céréales raffinées** (farine blanche, riz blanc)

- **Aliments sucrés** (biscuits, biscuits)

Régime hypocalorique

Compte tenu des possibilités qui s'offrent à nous, le régime hypocalorique apparaît comme une option permettant de maintenir notre poids dans les paramètres normaux. Cependant, s'engager dans un tel régime exige que nous connaissions beaucoup notre corps.

Premièrement, la définition d'un régime hypocalorique consiste à être nourri de manière à ce que les calories consommées quotidiennement soient inférieures à nos dépenses. Cela semble simple, mais ce n'est pas le cas. Afin de ne pas subir de déficit alimentaire, nous devons d'abord déterminer le nombre de calories que notre corps dépense au départ, c'est-à-dire sans rien faire d'autre que de rester en vie. À cela, nous devons ajouter ceux que nous dépensons en fonction de l'exercice que nous faisons.

Étant donné que la dépense métabolique basale dépend d'un certain nombre de facteurs, tels que la taille, l'âge et la vitesse de notre métabolisme, nous pouvons réaliser qu'il n'est pas facile de le savoir.

L'une des façons de procéder consiste à utiliser l'équation de Harris - Benedict:

Homme: 66 473 + (13 751 x poids en kilos) + (5 0033 x hauteur en centimètres) - (6,7550 x âge en années)

Femme: 655,1 + (9,463 x poids en kilos) + (1,8 x taille en centimètres) - (4,6756 x âge en années)

Mais rappelons-nous quenous devons ajouter la dépense dérivée de l'activité physique que nous pratiquons.

Une façon d'éviter l'effet de rebond de ces régimes est de ne pas réduire les calories que nous consommons à moins de 300% de celles que nous dépensons.

D'autre part, si nous devons parler de l'effet de rebond, nous ne sommes pas dans un régime alimentaire adéquat. C'est pourquoi il est hautement préférable de suivre un régime sain et équilibré plutôt que de suivre un régime qui nous amène à perdre du poids de façon drastique, mais qui ne sera pas viable dans le temps.

Régime de l'acné

L'acné est un autre effet secondaire du SOPK. Pour le combattre avec le régime, la première chose à faire est d'éliminer les graisses saturées de notre régime et de les remplacer par des graisses oméga 3. Par exemple, le beurre et le chocolat sont contre-indiqués. Au lieu de cela, voici une liste d'aliments hautement recommandés pour prévenir la formation de granit:

• Le thon

• Saumon

• Graines de chia

• Fruits secs

• Légumes à feuilles vertes

• Le brocoli

• Carotte

• Yogourt

• l'eau

• Avocat

•Ail

• Curcuma

Régime pour l'hyper androgénie

En cas d'hyper androgénie, nous devons réduire le taux de testostérone, ce que le régime alimentaire peut grandement affecter. Les aliments qui nous aideront dans cet aspect sont:

• Aux amandes

• Noix

• Farine de lin

• Graines de lin

• Réglisse

• Menthe poivrée

• Menthe

• Le thon

• Saumon

• Hareng

• Sardines

• Maquereau

Que manger selon l'index glycémique

Étant donné que la glycémie est un problème grave pour les femmes atteintes du SOPK, il est plus pratique de choisir des aliments dont l'index glycémique est faible, c'est-à-dire qui ne provoquent pas une augmentation de la glycémie. Des exemples de ces aliments sont:

- **Les légumineuses**

- **Légumes féculents**

- **Pain à grains entiers (orge, seigle, blé entier et son)**

- **Riz complet**

- **Riz blanc instantané à grains longs**

Préparations les plus recommandées

La façon dont nous préparons les aliments affecte également l'indice glycémique. Certaines recommandations sont:

- Fruits secs crus

- Fruits pas assez mûrs

- Manger des fruits au lieu de boire uniquement leur jus

- Mangez des pommes de terre au four au lieu de la purée de pommes de terre

- Choisissez du pain de blé entier moulu avec pierre au lieu de simplement du blé entier

- Ne pas trop cuire les aliments

- Nouilles al dente (jamais passées)

Si nous allons choisir des aliments à indice glycémique élevé, nous devons les combiner dans un rapport de un à cinq avec d'autres aliments à faible indice glycémique.

Voici des exemples pour créer des menus adaptés aux femmes atteintes de SOPK:

Petit déjeuner: deux tranches de pain de blé entier moulu sur pierre avec beurre de cacahuète et un verre de lait de cacao

Déjeuner: raviolis de cresson à la sauce tomate fraîche et un fruit de dessert

Gouter: deux biscottes de riz avec de la confiture de myrtilles sans sucre ajouté et une tasse de yogourt écrémé

Dîner: riz brun avec du thon et des demi-poivrons de chaque couleur. Crème dessert à la vanille faite maison.

Recettes culinaires saines et attrayantes

Brocoli gratiné au cheddar et à l'œuf

Ingrédients

- ½ kilo de brocolis

- ¼ de litre de béchamel

- 2 œufs durs

- 200 grammes de fromage cheddar

- Piment de Cayenne

- Curcuma

Premièrement, le brocoli est bouilli pendant dix minutes. Drains Préparez les œufs durs et la sauce béchamel avec une cuillère à soupe de fécule de maïs et un quart de litre de lait. Mettre les brocolis dans un plat allant au four, y déposer les œufs tranchés, les recouvrir de sauce béchamel et y déposer le fromage cheddar râpé.

Mettez au four préchauffé à 180 °C, laissez cuire 15 minutes et gratinez (fermez le fond du four) pendant 5 minutes supplémentaires, puis servez chaud.

Salade De Saumon Et De Noix

Ingrédients

• 1 tranche de saumon fumé

• 1 tomate pelée

• Feuilles de roquette

• Feuilles de laitue

• 10 Noix

• Huile d'olive

Épluchez la tomate sans la brûler, coupez les feuilles de roquette et la laitue en lanières et coupez les noix en deux. Disposer le tout dans un bol et saupoudrer d'huile d'olive. Servir froid ou naturel.

Certains nutriments essentiels préviennent et aident à guérir le SOPK. Assurez-vous de les inclure dans votre alimentation quotidienne.

Vitamines

• Vitamine A

•Vitamine C

• Vitamine D

• Inositol (complexe de vitamine B)

Minéraux

• Chrome

• Zinc

Aliments contenant de la vitamine A

• Produits laitiers

• Œufs

• Damas

• Mangue

• Choux

- Épinards

- Patates douces

- Le brocoli

- Carotte

- Les légumineuses

- Poisson

- Fruits de mer

Aliments contenant de la vitamine C

- Agrumes

- Ananas

- Papaye

- Mangue

- Melon

- Melon d'eau

- Poivrons rouges et verts

- Cidrayote

- Tomates

- Pommes de terre

- Patates douces

Aliments contenant de la vitamine D

- Champignons

- Saumon

- Le thon

- Maquereau

- Fromage

- Jaune d'œuf

Aliments contenant de l'inositol

- Bananes

- Céréales au son

- Riz complet

- Flocons d'avoine

- Haricots

- Agrumes

- Germe de blé

- Raisins et pruneaux

Nourriture chromée

- Oignon

- Levure de bière

- Céréales complètes

- Tomates

- Fruits

Nourritureavec du zinc

- Œufs

- Huîtres

- Palourdes

- Noisettes

- Aux amandes

- Noix de cajou

- Fromage

- Flocons d'avoine

Plantes médicinales bénéfiques

Dans la nature se trouvent les composés qui aident à réguler notre métabolisme et notre système endocrinien. Dans le cas des ovaires polykystiques, nous devons trouver des plantes qui réduisent la testostérone, régulent le cycle menstruel, améliorent la fertilité et améliorent la résistance à l'insuline.

Des plantes pour abaisser la testostérone

- Menthe

- Menthe poivrée

- Sauge

- *Ruda Cabruna*

- Réglisse

Des plantes pour réguler la menstruation

- Gingembre

- Verveine

- Camomille

- Sauge

- Romarin

Des plantes pour améliorer la fertilité

• Ortie

• Pissenlit

• La folle avoine

• L'igname sauvage

• Dong quai

• Gattilier

• Thé vert

Des plantes pour améliorer la résistance à l'insuline

• Passiflore

• Camomille

• Fleur d'oranger

• Melissa

• Pissenlit

• Artichaut

• Poleo

• Anis vert

• Maria Luisa

Des entreprises comme Life consacrent leur vie à la recherche de la façon de rassembler les meilleurs suppléments naturels et de les encapsuler afin que vous puissiez traiter les symptômes des ovaires polykystiques. Les plus importants sont:

• **My Ova Myo-plus**: grâce à la présence de myoinositol, l'équilibre de l'humeur est atteint, la glycémie est stabilisée de manière positive et le cycle menstruel est régulé. À son tour, il restaure la dynamique hormonale correcte et permet aux ovaires de fonctionner correctement.

• **Capsules SOPK**: régule le cycle menstruel, réduit les poils du visage et du corps lorsqu'ils sont excessifs en raison d'un excès de testostérone et prévient le diabète. Il est composé de plus de 10 vitamines essentielles pour combattre les symptômes du SOPK et de minéraux remplissant la même fonction. Après six semaines de consommation quotidienne, l'humeur change complètement.

• **Mélatonine naturelle Soria**: comme son nom l'indique, ce supplément est fabriqué à partir de mélatonine. C'est une hormone sécrétée pendant le sommeil et qui régule l'ovulation. L'action qui remplit exactement est de réparer les dommages oxydatifs dans l'ovule, d'améliorer les niveaux de progestérone et d'améliorer la qualité des récepteurs.

• **Simply Supplement acide folique**: ce nutriment prévient et ralentit l'oxydation des ovules, il est donc très bénéfique d'améliorer la fertilité.

Chapitre 12

Thérapies alternatives

S'éloignant de tout ce qui a trait à la médecine traditionnelle, nous trouvons des thérapies alternatives pour lutter contre les maladies et les affections associées aux ovaires polykystiques.

Pour l'acné

• **Phytothérapie**: elle implique l'utilisation de plantes et d'herbes médicinales pour soigner et prévenir les problèmes de santé.

• **La mésothérapie**: elle consiste en l'application de micro-injections sous-cutanées, qui contiennent des vitamines, des minéraux et des acides aminés qui combattent les causes de l'acné.

• **Homéopathie**: elle repose sur la fourniture de produits dermocosmétiques, de régimes ou d'antibiotiques, créés au sein du bureau homéopathique pour lutter contre les différentes causes de l'acné.

Pour l'hirsutisme

• **Herbes**: vous devez faire un thé avec une cuillerée à thé d'herbes pour chaque quart de litre d'eau. Les herbes indiquées sont: l'actée à grappes noires, le chou palmiste nain, le gattilier et le thé à la menthe.

• **Glycérine**: l'extrait de glycérine combat l'apparence de pilosité excessive.

• **Acupuncture**: de minuscules aiguilles sont placées à des points stratégiques du corps pour empêcher la croissance des cheveux.

Pour la fertilité

- l'acupuncture

- Réflexologie

- l'hypnose

- Homéopathie

Pour le contrôle du poids

- **Acupuncture**: en cas de rupture de la membrane cutanée, la production d'endorphines est déclenchée, ce qui permet de réduire l'appétit de manière immédiate et durable.

- **Acupressure:** la pression exercée dans différentes parties du corps réduit également la sensation de faim, en particulier celle produite simplement par l'anxiété.

- **Hypnose:** amène-toi à projeter la nouvelle image de toi, celle que tu aimerais voir tous les jours dans le miroir. Par conséquent, lorsque vous quittez la transe, vous êtes prêt à faire tout ce qu'il faut pour l'obtenir.

- **Réflexologie**: des zones spécifiques de la plante du pied sont pressées pour stimuler les organes responsables de la suppression de l'appétit.

Thème V

Le climatérique

Masculin et Féminin

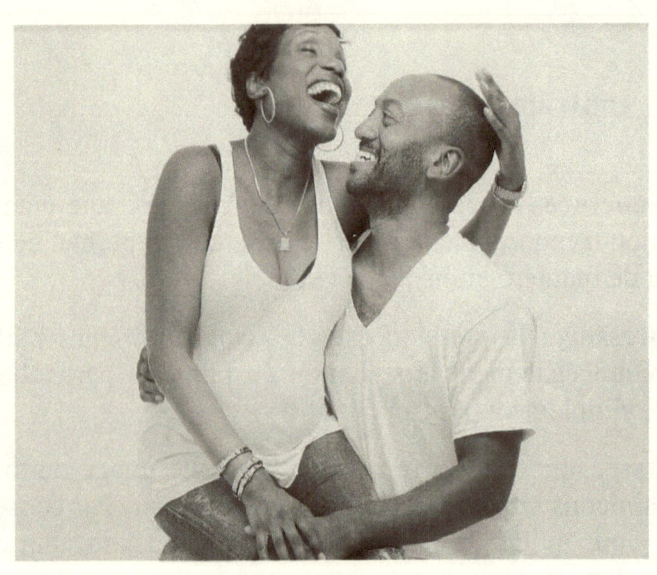

Chapitre 1

Concept

La climactérique a lieu chez les hommes et les femmes d'âge moyen. Il s'agit d'un changement permanent et irréversible provoqué par le passage des années et qui a pour résultat la cessation de la fonction de reproduction chez la femme et la diminution de la fonction sexuelle chez l'homme.

Cette période couvre de nombreuses années, puisqu'elle commence avec la pré-ménopause, elle est prolongée par la ménopause elle-même et se poursuit jusqu'à la fin de la post-ménopause.

Les changements générés à la suite du climatère sont à la fois biologiques, psychologiques, émotionnels et sociaux.

Types de climatère

Climatère masculin: aussi connu comme l'andropause, le climatère masculin a lieu après l'âge de cinquante ans. Le corps produit moins de testostérone et l'homme commence à ressentir des symptômes très similaires à ceux qui se manifestent chez les femmes ménopausées. Parmi eux figurent la diminution de la libido, une baisse des performances intellectuelles et une diminution de la vitalité.

Climatère féminin: cette voie est appelée pour tous les changements qui se produisent chez les femmes de la pré-ménopause à la post-ménopause. La ménopause survient dans le climatère, mais ils ne sont pas synonymes. De manière générale, le climatère arrive un peu avant l'âge de cinquante ans.

Ménopause: terme utilisé pour désigner la dernière menstruation d'une femme. La ménopause a lieu au beau milieu du climat. Ce n'est donc ni votre point de départ ni le moment final. Elle est déclenchée par la cessation des hormones féminines par les ovaires et, contrairement à ce qui se passe chez les hommes, la ménopause met fin à la capacité de reproduction des femmes. Cependant, l'histoire ne s'arrête pas là, mais comme les œstrogènes et la progestérone ne sont pas présents, les organes qui en ont besoin commencent à se détériorer. C'est pourquoi il est recommandé de les remplacer par des hormones synthétiques.

Ménopause prématurée: elle survient entre quarante et un et quarante-sept ans. La ménopause précoce n'a pas nécessairement de conséquences sur la santé, car elle se situe dans la fourchette d'âge prévue.

Ménopause précoce: cela est considéré comme tel avant l'âge de quarante ans. Le déclencheur physique est le même que lors de la ménopause normale, sauf qu'il peut se produire tôt lorsque la femme a subi une chirurgie d'ablation de l'ovaire ou après une chimiothérapie ou une radiothérapie. La génétique peut également interférer avec son apparence. Bien que cela n'implique pas toujours un problème, des tests sont nécessaires pour détecter la cause de l'apparition précoce de la ménopause. Une chose à garder à l'esprit est que cela n'empêche pas toujours la grossesse, car la libération d'un ovule peut survenir de manière arbitraire. Par conséquent, les méthodes contraceptives doivent être utilisées jusqu'à ce que le médecin détermine qu'il n'y a plus aucun risque de libération d'ovule.

Parmi les facteurs associés au climatère précoce, on trouve ceux de nature héréditaire, ceux liés aux habitudes de vie et au système endocrinien.

Héritage

S'il y a des antécédents familiaux de cette maladie, il est très probable que la femme en souffre également.

Habitudes de vie

Le fait de fumer, en réduisant la durée de vie d'environ deux ans, fait également en sorte que le climatère arrive plus tôt que prévu. D'autre part, il est également responsable de la souffrance plus intense des symptômes de la ménopause.

Causes endocriniennes

Les maladies endocriniennes sont fortement liées au climatère précoce car les deux problèmes dépendent de la présence ou de l'absence d'hormones. Les plus liés à ce problème sont:

• **Résistance à l'insuline**

• **Ovaires polykystiques**

• **l'hypothyroïdie**

• **La maladie de Cushing**

• **Hypogonadisme**

• **Gigantisme ou acromégalie**

Causes médicales

Certaines procédures médicales sont étroitement liées à l'apparition prématurée du climatère. Ils sont:

Chimiothérapie ou radiothérapie pelvienne: les traitements du cancer peuvent endommager la structure de l'ovaire et lui faire cesser de produire des ovules, de manière temporaire ou permanente.

Chirurgie pour enlever l'utérus: également connue sous le nom d'hystérectomie, cette chirurgie arrête la production d'ovules environ deux ans plus tôt que prévu dans le temps.

Chirurgie pour enlever les ovaires: l'effet est immédiat car le niveau hormonal baisse brutalement avec cette opération. La menstruation cesse et la ménopause arrive peu importe l'âge.

L'homme et la femme sont différents et leur façon de vivre le climatère, qu'elle soit précoce, prématurée ou normale, ne fait pas exception. Chacune d'entre elles souffre de symptômes qui peuvent avoir une corrélation, et même être trouvés à certains moments, mais ils sont différents.

Symptômes communs chez l'homme

• Démotivation

• Manque d'énergie

• Perte de force musculaire

• Dormir après avoir mangé

• Chute de cheveux

Symptômes communs chez les femmes

• Troubles menstruels

• Bouffées de chaleur

• l'insomnie

• Fatigue

• Dépression

• Irritabilité

S'il est possible pour un homme de ressentir une forte angoisse et de vouloir pleurer inexplicablement, le plus commun est que des symptômes de nature nerveuse et psychologique se manifestent chez la femme, tandis que des symptômes physiologiques sont ressentis par les hommes.

Les conditions qui se produisent lors de l'arrivée u climatère sont les suivantes:

Obésité: le métabolisme ralentit et la masse corporelle est gagnée. Ceci est en partie dû à la diminution des œstrogènes et de l'usure moindre d'énergie associée à l'âge.

Hypertension: la théorie la plus acceptée est liée à l'augmentation de la masse corporelle, ce qui augmente la pression exercée pour pomper le sang vers le cœur.

Dyslipidémie: la diminution des œstrogènes signifie que le sang n'est plus nettoyé efficacement, de sorte que tout aliment contenant des lipides ingéré reste dans le corps et cause des dommages.

Diabète: les œstrogènes ont pour fonction de maintenir le sang et les artères propres et leurs valeurs de sucre et de lipides dans les limites de la normale. En diminuant sa présence dans le corps, une résistance à l'insuline peut survenir et conduire au diabète.

Hypothyroïdie: en raison de changements hormonaux, la thyroïde commence à faire défaut et à se déclencher.

Démence: les changements hormonaux affectent directement la psychologie. Par conséquent, il est fréquent de passer du rire aux pleurs sans raison. Si ces symptômes ne sont pas traités, ils pourraient conduire à la démence.

Ostéoporose: pendant le climatère, c'est quand on perd plus de masse osseuse. Cela conduit à des risques de casse. Cependant, il existe des moyens naturels pour inverser ce processus et mener une vie totalement saine. Tout d'abord, il est recommandé d'exercer un impact faible, c'est-à-dire une gymnastique localisée. Ce type de routine d'activité physique fait croître le muscle, ce qui protège et régénère la masse osseuse. Contrairement à la théorie de la meilleure façon d'obtenir du calcium par le biais des produits laitiers, les dernières recherches portent sur un régime végétalien. Certains légumes contiennent plus de deux fois plus de calcium que les produits laitiers. Un exemple très clair de ceci est le persil. Enfin, le café étant un agent de décalcification très puissant, il est recommandé de l'éviter.

Cardiopathie ischémique: la détérioration et la possible obstruction des artères coronaires ont une solution de méthodes naturelles. Une routine aérobique et l'élimination des comportements sédentaires au travail et pendant les loisirs sont recommandées. Deux mois après le début du programme d'exercices, vous constaterez les améliorations.

Infertilité: l'infertilité totale concerne les femmes, tandis que les hommes voient leur capacité à se reproduire diminuer. Ce sont des conséquences directes du climatère et sont irréversibles. Une fois que les œufs ont cessé de produire, il n'ya plus moyen de retrouver la fertilité.

Dysfonctionnement sexuel: la perte de puissance et le désir sexuel associés au climatère peuvent être rétablis grâce à des aliments qui augmentent la libido et permettent un meilleur apport de sang aux organes génitaux masculins. Parmi eux, on trouve l'oignon, les fruits de mer et le gingembre.

Dépression: les changements hormonaux affectent la psychologie tant féminine que masculine. Heureusement, certaines mesures peuvent être prises pour contrer les effets du sentiment de tristesse extrême provoqué par la dépression. Pratiquer un sport qui nous motive, se faire de nouveaux amis et rester en contact étroit avec ceux que nous avons déjà et recevoir la lumière du soleil sont trois mesures de base pour commencer cette nouvelle étape de la vie.

Médicaments

Thérapie de substitution hormonale par andropause:

Dans le climatère masculin, les principaux symptômes découlent de la diminution du taux de testostérone, qui est l'hormone masculine par excellence. Lorsque cette hormone est faible, les symptômes se traduisent principalement par des plaintes concernant la fonction sexuelle. Le traitement hormonal substitutif dans ce cas est basé sur l'administration de testostérone ou de ses analogues pour rétablir ces niveaux et rétablir la fonction masculine. Les préparations suivantes sont actuellement disponibles:

• **Les esters de testostérone (ces énanthates d'ester)**: il s'agit d'une préparation huileuse pour administration intramusculaire tous les 21 jours, car il est lentement absorbé.

• **Undecanoate de testostérone**: c'est également l'un des esters de la testostérone, mais il est administré par voie orale plusieurs fois par jour en raison de son métabolisme rapide. Des présentations plus lentes sont disponibles en injections.

• **Testostérone transdermique**: ce type de testostérone est administré directement sur la peau, en gels ou en patchs. Les gels sont préférables à appliquer sur les aisselles, les épaules et l'abdomen, tôt le matin et vous devez attendre au moins 6 heures pour mouiller la zone. C'est un traitement qui permet la libération constante de testostérone de la peau au sang, recommandé chez les patients de plus de 40 ans.

La testostérone doit être administrée avec prudence, car ses effets indésirables incluent des problèmes cardiaques et des pathologies de la prostate.

Thérapie pour le climatère féminin:

Le traitement de la ménopause dépendra de la manière dont la patiente vivra cette expérience. Si les symptômes ne sont pas gênants ou nuisent à leur qualité de vie, le traitement repose sur des mesures non pharmacologiques telles que: Utilisez un régime alimentaire sain, exempt de graisses et de condiments, effectuez régulièrement des exercices physiques aérobiques tels que la gymnastique ou le vélo, évitez les mauvaises habitudes telles que fumer ou boire de l'alcool ou du café en excès, contrôler d'autres maladies qui souffrent d'hypertension, effectuer examens réguliers pour détecter l'ostéoporose et le cancer du sein et maintenir une attitude positive à l'égard de la vie.

Cependant, si les symptômes sont gênants pour les patients, un traitement hormonal substitutif est recommandé. Cela devrait commencer par la dose efficace minimale et vise le traitement des symptômes vasomoteurs (bouffées de chaleur) et urogénitaux (vaginite, démangeaisons, inflammation) dus à une carence en œstrogènes.

L'œstrogénothérapie est recommandée chez les femmes de moins de 60 ans, ainsi que pour de courtes périodes, car elle est associée à certains risques, tels qu'une incidence accrue de cancers du sein et de l'endomètre.

On fait usage de combinaisons de:

• **Œstrogènes seuls**: atténuent les symptômes de la douleur, des bouffées de chaleur, des bouffées de chaleur, des démangeaisons et des infections vaginales, et améliorent l'ostéoporose.

• **œstrogènes et progestatifs**: ils ont les mêmes effets ostrogéniques que ceux décrits précédemment. Les progestatifs combinés sont utilisés lorsque la femme n'a pas été hystérectomisée pour contrer les effets excessifs des œstrogènes.

• **Tibolone:** un médicament qui pénètre dans l'organisme est transformé en dérivés d'œstrogène, de progestatif et d'androgène. Il est utilisé pour traiter les symptômes de la carence en œstrogènes pendant la ménopause, tels que la transpiration, les bouffées de chaleur, les modifications de la libido et de l'humeur.

Parmi les effets secondaires possibles, on peut citer les troubles visuels, le prurit, les vomissements, l'œdème, la prise de poids, un risque cardiovasculaire accru, une dyslipidémie et un risque accru d'obstruction veineuse (thrombose).

Des chirurgies

Il y a eu récemment un grand nombre de chirurgies visant à contrecarrer les effets visibles de la ménopause. Nous soulignons les points suivants:

Esthétique: le corps cesse de produire du collagène, ce qui permet d'affiner la peau et de provoquer un relâchement cutané. Pour l'inverser, il existe des chirurgies de rajeunissement du visage et du cou. Grâce aux techniques de levage ou d'injection, l'aspect luxuriant est rendu au visage.

Les implants capillaires: puisque ceux qui perdent le plus de cheveux sont des hommes, ils se révèlent être les clients les plus nombreux de ce traitement. Il consiste à implanter des cheveux des zones peuplées de la tête à ceux qui ont perdu leurs cheveux. L'anesthésie locale est utilisée pour effectuer. Les troubles constatés à la suite de ce traitement sont des infections et l'aggravation du problème de la calvitie si une consultation d'évaluation préalable du patient n'est pas effectuée.

Les organes génitaux: ils ont un but à la fois esthétique et fonctionnel. S'ils améliorent l'apparence visible des organes génitaux, ils résolvent également des problèmes tels que l'incontinence urinaire. Ils aident à améliorer l'estime de soi grâce à la jeunesse de la région. Les hommes peuvent également pratiquer plusieurs chirurgies esthétiques génitales, notamment l'élargissement et l'épaississement du pénis, ainsi que le lifting scrotal, entre autres options. Les avantages sont axés sur l'amélioration de la fonction sexuelle, alors que les risques pourraient être exactement l'inverse: perte de sensation génitale, tant chez l'homme que la femme, en raison de lésions nerveuses dans la région.

Chaque étape de la vie a ses charmes et ses défis. La bonne nouvelle est que l'exercice physique peut nous accompagner dans chacun d'entre eux. Nous devons juste faire attention à en faire un qui convient au moment que nous traversons. La climatérique est accompagnée de certaines limitations lors de la réalisation des exercices que nous connaissions jusqu'à présent. Mais il ne s'agit pas de les abandonner, mais de les adapter à notre nouvelle vie.

Pour que l'exercice soit efficace en permanence, il doit être effectué tous les jours, au moins cinq jours par semaine et pendant au moins quarante minutes.

Possibilités de mobilité

Étant donné que la vitesse de réponse du corps diminue, il est recommandé de faire des exercices à votre rythme. Parmi eux, nous soulignons:

• Marcher

• Nager

• Zumba

• Gymnastique localisée

• Vélo fixe

• Levée de poids

• Exercices abdominaux

Complications et maladies associées

Les maladies ménopausiques elles-mêmes peuvent constituer un obstacle à l'exercice physique. Parmi eux:

• Ostéoporose

• Bouffées de chaleur

• l'insomnie

Tenir compte de ces facteurs nous aidera à faire preuve de prudence lorsque nous commençons une séance d'exercices. Premièrement, l'ostéoporose peut provoquer des fractures osseuses. Nous ne choisirons donc pas de cours d'aérobic ou de cours de danse très exigeants. Pour éviter les bouffées de chaleur, nous devons Préparez-vous à faire de l'exercice avec de petits vêtements. La croyance erronée selon laquelle le manteau nous fait perdre davantage de poids en raison d'une transpiration excessive nous conduit à nous réchauffer excessivement dans la région du thorax et des bras. Cette décision ne nous mènera qu'à étouffer et à interrompre la séance d'exercices. Un autre facteur est toujours bien hydraté. Enfin, pour éviter l'insomnie, nous devons utiliser cet exercice en notre faveur. Le moyen d'y parvenir est de faire de l'exercice de préférence le soir et de ne jamais boire une boisson isotonique pour l'hydrater, car cela nous excite beaucoup, mais l'eau sera notre meilleure compagnie.

Avantages avec les routines combinées de cardio, endurance, élasticité et flexibilité

L'exercice doit être conçu comme une pratique holistique, de sorte que les quatre compétences principales doivent être présentes. Les exercices d'aérobie devraient être quotidiens, ainsi que ceux d'élasticité et de flexibilité, alors qu'ils suffisent deux fois par semaine pour résister, car cela implique de soulever des poids et le corps a besoin de récupérer.

Les avantages de l'activité physique à ce stade de la vie sont multiples:

• **Améliore l'humeur et augmente l'estime de soi**

• **Augmente l'agilité et la coordination (y compris la coordination du cerveau)**

• **Vous aider à mieux dormir**

• **Augmente la capacité pulmonaire**

• **Garde le poids aux abois**

• **Améliore la santé de la peau**

• **Régule le transit intestinal**

• **Prévient les maladies cardiovasculaires**

• **Prévient l'ostéoporose**

Chapitre 8

Mesures diététiques

Prendre des mesures diététiques pendant le climatère est une chose qui nous aidera à prévenir les maladies, à soulager les symptômes d'autres qui sont installés et à améliorer l'humeur qui ne veut pas toujours nous accompagner.

Aphrodisiaques

Les aphrodisiaques ont pour tâche de rendre le désir sexuel aux personnes qui l'ont perdu pour des raisons physiques ou émotionnelles. Ils sont très efficaces, cependant, nous devons garder à l'esprit qu'ils ne remplacent pas l'amour, mais l'exaltent. Donc, sans amour, peu d'effet sera fait. Les aphrodisiaques les plus populaires sont:

• *Maca* andine

• Le ginseng

• Café

• Chocolat (au cacao)

• Dates

• Noix

• Safran

• Gelée royale

• Menthe

Régime équilibré

Le régime alimentaire équilibré n'est pas celui qui a des carences en glucides ou en calories, mais celui qui inclut tout dans une mesure appropriée. Ce qu'un régime avec ces caractéristiques devrait inclure sont:

• **Glucides**: fournissent de l'énergie

• **Protéines**: forment de la masse musculaire et restaurent les tissus

• **Les graisses insaturées et polyinsaturées**: transportent les vitamines et nous débarrassent du mauvais cholestérol

• **Vitamines et minéraux**: ils assurent le fonctionnement optimal des systèmes de notre corps.

Régimes de rajeunissement

Ce sont ceux qui incluent des antioxydants naturels, qui neutralisent l'effet des radicaux libres. Ces antioxydants se trouvent dans:

• **Les oranges**

• **Mangues**

• **Carottes**

• **Citrouille**

• **Patate douce**

• **Courgette**

• **Le brocoli**

• **Fruits secs**

- Graines

- Épinards

- Chou frisé

- Légumes à feuilles vertes

- Du lait

- Beurre

- Œufs

- Pamplemousse Rose

- Tomates

- Melon d'eau

- Céréales

- Papayes

- Fraises

- Poisson

- Pain complet

- Kiwis

Phytohormones naturelles

Ils constituent une alternative de plus en plus acceptée pour le traitement hormonal substitutif, en raison des risques de cancer qu'il contient. Les phytohormones sont des hormones végétales qui remplissent les fonctions que l'œstrogène et la testostérone, qui cessent de produire dans les quantités nécessaires dans le climatère, remplissent notre organisme. Nous pouvons les trouver dans:

* **Soja**

* **Céréales**

* **Baies de Schélandre**

* **Thé vert**

* **Houblon**

Préparations les plus recommandées

La façon dont nous préparons les aliments est essentielle pour mieux utiliser les nutriments. Quelques conseils pour en tirer le meilleur parti sont:

* Choisissez des fruits et légumes de saison

* Ne pas filtrer les légumineuses et les légumes, mais utiliser uniquement de l'eau pour être absorbé

* Cuisiner al dente

* Couper ou râper des fruits et légumes frais à consommer en ce moment

Exemples de menus

Petit déjeuner: pain de grains entiers avec du fromage et une tasse de yaourt

Déjeuner: poisson avec pommes de terre et patates douces cuites au four

Gouter: gâteau au fromage fait avec un édulcorant naturel; thé vert

Dîner: ragoût de carottes, brocolis et poireaux, cuit à la sauce tomate

Champignons sautés et courgettes

- 1 boîte de petits champignons

- 1 gousse d'ail

- ½ oignon

- 1 courgette

- Huile d'olive

- Piment de Cayenne

Couper l'ail en petits morceaux sans la partie centrale. Coupez l'oignon en brunoise et coupez la courgette en dés avec votre peau. Couper les champignons en deux. Faites chauffer l'huile d'olive dans une poêle. Mettez l'ail et l'oignon jusqu'à ce qu'ils brunissent à peine. Ajoutez les champignons. Enfin, ajoutez les courgettes et laissez-les cuire jusqu'à ce qu'elles soient tendres. Eteindre le feu et ajouter le poivre de Cayenne

Salade de cresson, melon d'eau, melon et avocat

Quantités requises det le cresson, la pastèque, le melon et l'avocat.

Il suffit de couper les fruits en cubes, d'enlever les graines et de les mettre dans un bol. Ajouter le cresson et saupoudrer de jus de citron.

Il existe un certain groupe de vitamines et de minéraux qui doivent être présents dans le régime alimentaire contre les climatères. Ils contribuent au bon fonctionnement du système hormonal, de l'humeur et à la prévention des maladies associées à cette période.

Vitamines

• Vitamine C

• Vitamine E

La vitamine C aide à produire de l'œstrogène et la vitamine E diminue les bouffées de chaleur, contrôle la transpiration et combat l'anxiété menant à l'insomnie.

Minéraux

• Calcium - la quantité correcte pour les femmes atteintes de climatère varie entre 1 200 et 1 500 mg par jour pour prévenir l'ostéoporose.

Aliments contenant de la vitamine C

• Kakis

• Ail

- Fraises

- Agrumes

- Baies d'acérola

- Cassis

- Kiwi

- Goyave

- Poivrons

- Papayes

- Melon

- *Amalaki*

- Choux de Bruxelles

Aliments contenant de la vitamine E

- Légumes à feuilles vertes

- Fruits secs

- Huile de blé, de carthame, de maïs, de soja et de tournesol

- Graines

Aliments contenant du calcium

- Produits laitiers

- Fruits secs

- Légumes à feuilles vertes

- Kiwi

- Fraises

- Framboises

- Brèves

- Les figues

- Prunes

- Citrons

- Groseilles

- Papaye

- Poisson bleu

- Crevettes

- Tofu

- Graines

- Œufs

Plantes bénéfiques

Les plantes qui nous sont bénéfiques pendant le climatère sont celles qui sont capables de lutter contre les maladies associées à ce stade, ainsi que de contrôler notre fonction hormonale et de contrôler des symptômes tels que les bouffées de chaleur et la tristesse.

Plantes brûlant des graisses

- Le ginseng

- Piment de Cayenne

- pissenlit

- Poivre noir

- Curcuma

- Moutarde

- Cannelle

- Cardamome

- Gingembre

- Cumin

Plantes qui stimulent les hormones

- Pissenlit

- Persil

- Salsepareille

- Varech

- Luzerne

Plantes contre la tristesse

- Melissa

- Millepertuis

- Le ginseng

- Valériane

- Ylangylang

- Lavande

- Camomille

- Coquelicot

- Estragon

- Sauge

Des plantes pour s'endormir

- Passiflore
- Tilleul
- Camomille
- Romarin
- Menthe
- Mélisse
- Lavande
- Melissa
- Valériane
- Le ginseng

Des plantes qui fournissent de l'énergie

- Romarin
- Aloès Vera
- L'herbe du maté
- Infusion de ginseng et de cannelle
- Guarana

Plantes pour les bouffées de chaleur

• Trèfle des prés

• Sauge

• Cimicifuge

• Houblon

Plantes pour les troubles menstruels

• Gattilier

• Onagre

• Sac de berger

• Cimicifuge

• Chia

Certaines sociétés, telles que Life, créent des suppléments à base de produits naturels. L'avantage est que vous pouvez obtenir autant de nutriments que nécessaire dans une seule capsule. De plus, la concentration des composants signifie que vous n'avez pas besoin de compléter la consommation de ces nutriments avec d'autres aliments.

Evo whey Protein: est un concentré de protéines de lactosérum. Il génère de l'énergie, fournit de la force et alimente la formation de la masse musculaire. À son tour, il active le métabolisme pour qu'il accélère et remplisse les fonctions principales qui lui correspondent.

Soy Protein Isolate 2.0: c'est une protéine végétale de soja isolée. Il aide le développement musculaire, donc il améliorera la qualité de nos exercices physiques, nous permettra de soulever plus de poids, nous serons plus forts et brûlerons plus de calories.

Vitamine D3 4000 UI: est un concentré de vitamine D présenté sous forme de perles. Il fournit la force musculaire nécessaire pour pouvoir améliorer les exercices physiques, ce qui est vital pour la ménopause.

Ultra Omega-3: fournit des acides gras oméga 3. Il aide le cerveau à fonctionner correctement, maintient le taux de cholestérol dans le sang et aide à la vision.

Si nous préférons les traitements naturels et que nous nous éloignons de la médecine traditionnelle avec ses procédures et ses médicaments, nous pouvons opter pour un traitement alternatif pour nous aider à traiter les symptômes du climatère.

Thérapies comportementales

• **Techniques d'exposition**: le patient est confronté au facteur qui provoque la peur. Il sert à lutter contre les phobies et l'anxiété.

• **Désensibilisation systématique**: elle vise à lutter contre l'anxiété en générant des comportements qui en empêchent l'apparition.

• **Restructuration cognitive**: les pensées du patient sont modifiées afin qu'il soulage ses maux psychologiques en les éloignant.

Contrôle du stress

• Thérapie par le rire

• Aromathérapie

• Infusions

• Méditation

• Le yoga

• Cryothérapie (utilise le froid pour stimuler le corps à libérer la sérotonine, les endorphines et la dopamine)

• Pressothérapie (utilise la technique du massage par compression d'air pour reposer les membres)

- **Respiration avec le diaphragme**

- **Méditation**

- **Imagination guidée**

- **Pleine conscience**

- **Aromathérapie**

- **Homéopathie**

- **Thérapie par le rire**

- **Fleurs de Bach**

- **Phytothérapie**

- **Compléments alimentaires** (magnésium, vitamine B, acides gras oméga-3)

- **Luminothérapie** (le patient doit être exposé à au soleil)

- **Exercice physique**

Image du corps

• Accepter le corps lui-même

• Faites une liste des aspects positifs de votre corps

• Entourez-vous de personnes qui vous acceptent et vous respectent

• Traitez votre corps avec respect, en commençant par la nourriture

Estime de soi

• Reiki

• Chromothérapie

• Aromathérapie

• Thérapie par le rire

• Abracothérapie

Thérapie occupationnelle

Il s'agit de garder la personne qui a une limitation, physique ou cognitive, occupée et divertie. Il met l'accent sur l'amélioration des capacités de la personne afin qu'elle se sente capable de réintégrer le monde social et professionnel.

Références par thèmes et chapitres

Thème 1. Diabète

Chapitre 1. Définition

https://www.who.int/es/news-room/fact-sheets/detail/diabetes

https://kidshealth.org/es/kids/type1-esp.html

Chapitre 2. Causes les plus fréquentes

https://www.niddk.nih.gov/health-information/informacion-de-la-salud/diabetes/informacion-general/sintomas-causas

http://www.diabetes.org/es/informacion-basica-de-la-diabetes/diabetes-gestacional/que-es-la-diabetes-gestacional.html

http://www.cadime.es/es/noticia.cfm?iid=hiprglucemias-medicamentos#.XQFkk9IzaM8

Chapitre 3. Symptômes les plus courants

https://es.wikipedia.org/wiki/Polidipsia

https://www.msdmanuals.com/professional/trastorno-urogenitales/s%C3%ADntomas-de-los-trastorno-urogenitales/poliuria

https://www.semiologiaclinica.com/index.php/articlecontainer/mo
tivosdeconsulta/126-polifagia

https://www.mayoclinic.org/es-es/diseases-conditions/itchy-
skin/diagnosis-treatment/drc-20355010

https://www.niddk.nih.gov/health-information/informacion-de-la-
salud/diabetes/informacion-general/sintomas-causas

Chapitre 4. Conditions liées au manque de contrôle

https://www.mayoclinic.org/es-es/diseases-conditions/yeast-
infection/symptoms-causes/syc-20378999

https://cuidateplus.marca.com/enfermedades/urologicas/balanitis.
html

https://medlineplus.gov/spanish/ency/article/000521.htm

http://www.diabetes.org/es/vivir-con-
diabetes/complicaciones/complicaciones-en-la-piel.html

http://www.diabetes.org/es/vivir-con-diabetes/treatment-y-
cuidado/higiene-y-salud-bucal/la-diabetes-y-los-problemas-de-
salud-bucal.html

**Chapitre 5. Conséquences naturelles, prévention et
recommandations pour les maîtriser**

https://www.mayoclinic.org/es-es/diseases-conditions/peripheral-
neuropathy/symptoms-causes/syc-20352061

https://cuidateplus.marca.com/enfermedades/ginecologicas/disfun
cion-sexual-femenina.html

https://www.niddk.nih.gov/health-information/informacion-de-la-salud/enfermedades-urologicas/disfuncion-erectil/prevencion

https://cuidateplus.marca.com/enfermedades/urologicas/impotencia-disfuncion-erectil.html

http://www.kidneyfund.org/en-espanol/enfermedad-de-los-rinones/tipos/enfermedad-de-los-rinones-cronica.html

http://www.revcardiologia.sld.cu/index.php/revcardiologia/article/view/566/723

https://fundaciondelcorazon.com/informacion-para-pacientes/enfermedades-cardiovasulares/cardiopatia-isquemica.html

https://medlineplus.gov/spanish/diabeticfoot.html

https://medlineplus.gov/spanish/diabeticfoot.html

http://www.hoy.com.ec/remedios-caseros-para-la-disfuncion-erectil/

https://www.kidney.org/es/atoz/content/como-afecta-al-cuerpo-la-insuficiencia-renal

https://holadoctor.com/es/%C3%A1lbum-de-fotos/10-remedios-naturales-para-el-coraz%C3%B3n

https://mejorconsalud.com/preparar-5-remedios-naturales-las-ulceras-del-pie-diabetico/

Chapitre 6. Traitements

https://es.familydoctor.org/medicamentos-orales-para-la-diabetes/

http://cirugiavascularactual.blogspot.com/2007/08/pie-diabtico-clasificacin-etapificacin.html http://www.diabetes.org/es/vivir-con-diabetes/treatment-y-cuidado/transplantes/trasplante-de-pncreas.html

Chapitre 7

https://www.elsevier.es/es-revista-avances-diabetologia-326-articulo-efecto-del-ejercicio-fisico-sobre-S1134323012000385

https://www.elsevier.es/es-revista-endocrinologia-nutricion-12-articulo-impacto-aividad-fisica-sobre-el-S1575092210000525

https://www.webconsultas.com/ejercicio-y-deporte/ejercicio-y-enfermedad/ejercicios-recomendados-en-personas-con-diabetes

https://lopezdoriga.com/vida-y-estilo/diferencia-entre-flexibilidad-y-elasticidad/

Chapitre 8. Mesures diététiques

http://www.diabetes.org/es/alimentos-y-aividad-fisica/alimentos/que-voy-a-comer/comprension-de-los-carbohidratos/contar-carbohidratos.html

https://www.dietistasnutricionistas.es/indice-glucemico-la-carga-glucemica/

https://medlineplus.gov/spanish/ency/patientinstructions/000941.htm

http://www.diabetes.org/es/alimentos-y-aividad-fisica/alimentos/que-voy-a-comer/consejos-de-comidas/lea-detenidamente-las-etiquetas.html

https://www.mayoclinic.org/es-es/diseases-conditions/diabetes/in-depth/diabetes-diet/art-20044295

https://www.fundaciondiabetes.org/general/articulo/169/la-alimentacion-en-la-diabetes-tipo-2--plan-semanal-de-alimentacion

https://misrecetasparadiabeticos.com/ensaladas-diabeticos/

Chapitre 9. Vitamines et minéraux

https://www.niddk.nih.gov/health-information/informacion-de-la-salud/diabetes/informacion-general/nutricion-alimentacion-aividad-fisica/conteo-carbohidratos

http://diabetesdietas.com/diabetes-minerales-vitaminas-reducen-la-diabetes/

Chapitre 10. Plantes médicinales

https://www.cuerpomente.com/salud-natural/tratamientos/8-plantas-y-suplementos-que-protegen-frente-a-la-diabetes_161

https://mejorconsalud.com/7-hierbas-te-ayudan-tratar-la-diabetes-tipo-2/

https://www.saludnutricionbienestar.com/berberina-planta-diabetes/

https://holadoctor.com/es/%C3%A1lbum-de-fotos/10-hierbas-aliadas-contra-la-diabetes

Chapitre 11. Produits pour diabétiques endossés

http://fmdiabetes.org/marcas-avaladas/

Chapitre 12. Thérapies alternatifs dans la gestion du diabète

https://cuidateplus.marca.com/medicamentos/2016/03/03/homeopatia-que-sirve-109987.html

https://www.vix.com/es/imj/salud/2011/02/17/medicina-alternativa-para-la-diabetes

https://www.significados.com/ozonoterapia/

https://definicion.de/acupuntura/

https://www.botanical-online.com/medicina-natural/flores-bach-diabetes

http://www.redgdps.org/guia-de-diabetes-tipo-2-para-clinicos/6-educacion-terapeutica-en-diabetes-20180917

http://diabeweb.com/blog/18/apoyo-psicologico-diabetes

http://diabetesdietas.com/cuando-asistir-grupo-apoyo-la-diabetes/

Thème II L'obésité

Chapitre 1. Concept

https://www.healthychildren.org/Spanish/health-issues/conditions/obesity/Paginas/body-mass-index-formula.aspxhttps://obymed.es/tipos-de-obesidad/

Chapitre 2. Causes les plus fréquentes

https://www.elconfidencial.com/alma-corazon-vida/2016-10-06/medicamentos-engordan_1270838/

https://www.elsevier.es/es-revista-endocrinologia-nutricion-12-articulo-funcion-endocrina-obesidad-S1575092211002361

https://www.mayoclinic.org/es-es/diseases-conditions/cushing-syndrome/symptoms-causes/syc-20351310

https://www.sanitas.es/sanitas/seguros/es/particulares/biblioteca-de-salud/dieta-alimentacion/adelgazar-sobrepeso/hipotiroidismo-obesidad.html

https://www.mayoclinic.org/es-es/diseases-conditions/male-hypogonadism/symptoms-causes/syc-20354881

https://www.fesemi.org/informacion-pacientes/conozca-mejor-su-enfermedad/acromegalia-y-gigantismo

https://www.intramed.net/contenidover.asp?contenidoid=94048

http://obesidadinfantil.consumer.es/web/es/padres_obesos/1.php

https://www.elsevier.es/es-revista-endocrin-alucion-12-articulo-obesidad-adipogenesis-resistencia-insulina-S157509221100218X

https://laboratoriosniam.com/la-estrecha-relacion-entre-sop-y-obesidad/

https://www.mayoclinic.org/es-es/diseases-conditions/male-hypogonadism/symptoms-causes/syc-20354881

Chapitre 3. Symptômes les plus courants

https://cuidateplus.marca.com/enfermedades/ginecologicas/ameno rrea.html

https://kidshealth.org/es/teens/acanthosis-esp.html

https://portal.hospitalclinic.org/enfermedades/obesidad/sintomas

https://www.mayoclinic.org/es-es/diseases-conditions/stretch-marks/symptoms-causes/syc-20351139

Chapitre 4. Conditions associées

https://www.cmed.es/actualidad/la-obesidad-y-sus-enfermedades-asociadas_306.html

https://vitaliv.app/esta-relacionado-el-exceso-de-colesterol-con-el-exceso-de-peso/

https://funcionales.es/obesidad-dietas-ricas-en-grasa-y-alteraciones-de-la-motilidad-intestinal

http://www.ilsoeducacion.com/150-litiasis-vesicular-y-obesidad

http://www.scielo.org.pe/scielo.php?script=sci_arttext&pid=S102 5-55832017000200016

https://cuidateplus.marca.com/enfermedades/digestivas/colon-irritable.html

https://cuidateplus.marca.com/enfermedades/urologicas/litiasis-renal.html

https://www.revistanefrologia.com/es-obesidad-enfermedad-renal-consecuencia-ocultas-articulo-S0211699517300553

Chapitre 5. Conséquences

https://medlineplus.gov/spanish/metabolicsyndrome.html

https://www.sdpnoticias.com/estilo-de-vida/2015/11/22/hablemos-de-la-osteoartrosis-artrosis-o-enfermedad-articular-degenerativa

https://mejorconsalud.com/6-consejos-para-eliminar-naturalmente-los-acrocordones/

https://www.salud.mapfre.es/enfermedades/dermatologicas/que-son-y-como-tratar-los-acrocordones/

http://chemocare.com/fr/chemotherapy/side-effects/Hiperuricemia.aspx

https://www.webconsultas.com/salud-al-dia/esteatosis-hepatica/prevencion-de-la-esteatosis-hepatica

https://www.mayoclinic.org/es-es/diseases-conditions/metabolic-syndrome/symptoms-causes/syc-20351916

Chapitre 6. Traitements

https://medlineplus.gov/spanish/ency/patientinstructions/000346.htm

https://www.laparoscopic.md/es/questions/cirugia-bariatrica/cuales-son-los-posibles-efectos-secundarios-de-la-cirugia-bariatrica

https://cuidateplus.marca.com/belleza-y-piel/dictionary/lipoescultura.html

https://www.clinicasobesitas.com/obesidad/cirugia-plastica-obesidad/

https://www.hmhospitales.com/usuario-hm/apuntes-de-salud/cirugia-de-la-obesidad-(bariatrica)

https://www.mayoclinic.org/es-es/tests-procedures/bariatric-surgery/about/pac-20394258

Chapitre 7. Activité physique

www.bbc.com/mundo/noticias/2015/08/150807_salud_recomendaciones_ejercicio_personas_sobrepeso_ig

https://www.clinicasobesitas.com/actualidad/ejercicio-fisico-adaptado-a-la-obesidad/

https://pierdepesoencasa.com/ejercicios-para-obesos-morbidos-sedentario-casa/

Chapitre 8. Mesures diététiques

https://www.elsevier.es/es-revista-offarm-4-articulo-dietas-hipocaloricas-13070732

https://www.fundacionbengoa.org/informacion_nutricion/dietas-moda.asp

https://www.mayoclinic.org/es-es/healthy-lifestyle/nutrition-and-healthy-eating/in-depth/glycemic-index-diet/art-20048478

http://saludyalimentacion.consumer.es/obesidad/alimentos-aconsejados-permitidos-y-limitado

http://saludyalimentacion.consumer.es/obesidad/alimentos-aconsejados-permitidos-y-limitado

https://encolombia.com/libreria-digital/lmedicina/obesidad-carta/obesicart-gc-capitulo14a/

https://www.hogarmania.com/cocina/recetas/pescados-mariscos/201803/salmonetes-setas-tomates-39424.html

Chapitre 9. Vitamines et minéraux

https://myemail.constantcontact.com/LA-CARENCIA-DE-VITAMINAS-Y-MINERALES-INFLUYE-PARA-LA-OBESIDAD-EN-ADULTOS.html?soid=1116729122843&aid=eNYZOiXSYkc

https://www.clinicabaviera.com/blog/mundo-bavieraconoce-que-alimentos-tienen-vitamina-a/

https://www.eldiario.es/consumoclaro/comer/frutas-verduras-vitamina-C-naranjas_0_810869830.html

https://www.crbard.com/vab-guide/El-Blog-de-BAV/VitaminaE-beneficios-y-alimentos

https://www.hola.com/cocina/nutricion/200905228505/minerales/calcio/hierro/

https://rpp.pe/lima/actualidad/fortalece-tus-huesos-con-alimentos-ricos-en-calciony-vitamina-d-noticia-633557

Chapitre 10. Plantes médicinales

https://www.hogarmania.com/salud/salud-familiar/remedios-naturales/201610/plantas-medicinales-ayudan-quemar-grasa-33845.html

https://mejorconsalud.com/11-mejores-plantas-para-bajar-de-peso/

https://www.portalsalud.com/hierbas-para-la-resistencia-a-la-insulina_13125095/

https://www.hogarmania.com/salud/salud-familiar/remedios-naturales/201610/plantas-medicinales-ayudan-quemar-grasa-33845.html

https://www.salud180.com/salud-z/plantas-medicinales-contra-la-obesidad

Chapitre 11. Suppléments naturels

https://as.com/deporteyvida/2017/06/20/portada/1497954710_295576.html

https://imeoobesidad.com/blog/suplementos-dieteticos-perder-peso/

Chapitre 12. Thérapies alternatives

https://www.salud180.com/salud-dia-dia/5-terapias-para-controlar-el-estres

https://www.lanacion.com.ar/ciencia/dos-terapias-permiten-corregir-una-imagen-corporal-distorsionada-nid1252757

https://cuidateplus.marca.com/enfermedades/psiquiatricos/trastorno-por-atracon.html

https://medlineplus.gov/spanish/ency/patientinstructions/000874.htm

https://www.efe.com/efe/espana/gente/hedonismo-alimentario-el-placer-por-comer-productos-saludables/10007-2885261

https://www.elsevier.com/es-es/connect/estudiantes-de-ciencias-de-la-salud/tecnicas-cognitivo-conductuales-para-afrontar-el-estres-de-los-examenes

https://cuidateplus.marca.com/belleza-y-piel/dictionary/risoterapia.html

https://cnnespanol.cnn.com/2017/10/17/8-claves-para-acabar-con-la-adiccion-a-los-carbohidratos/

Thème III. Thyroïde

Chapitre 1. Concept

https://medlineplus.gov/spanish/thyroiddiseases.html

https://medlineplus.gov/spanish/hypothyroidism.html

https://www.mayoclinic.org/es-es/diseases-conditions/hashimotos-disease/symptoms-causes/syc-20351855

https://medlineplus.gov/spanish/hyperthyroidism.html

https://medlineplus.gov/spanish/ency/article/001178.htm

Chapitre 2. Causes les plus fréquentes

https://www.cuidatutiroides.com/t/hipotiroidismo_hereditarios/

https://www.mayoclinic.org/es-es/diseases-conditions/hyperthyroidism/symptoms-causes/syc-20373659

Chapitre 3. Symptômes les plus courants

https://www.mayoclinic.org/es-es/diseases-conditions/hypothyroidism/symptoms-causes/syc-20350284

https://cuidateplus.marca.com/enfermedades/digestivas/hipertiroidismo.html

https://www.mayoclinic.org/es-es/diseases-conditions/hashimotos-disease/symptoms-causes/syc-20351855

https://www.mayoclinic.org/es-es/diseases-conditions/goiter/symptoms-causes/syc-20351829

Chapitre 4. Conditions associées

https://www.navarrozarza.com.mx/?p=420

https://www.sanitas.es/sanitas/seguros/es/particulares/biblioteca-de-salud/prevencion-salud/tiroides-depresion.html

https://www.mayoclinic.org/es-es/diseases-conditions/secondary-hypertension/symptoms-causes/syc-20350679

https://www.mayoclinic.org/es-es/diseases-conditions/hypothyroidism/expert-answers/hypothyroidism/faq-20057789

https://espanol.mercola.com/boletin-de-salud/muchos-sintomas-que-sugieren-una-tiroides-lenta.aspx

Chapitre 5. Conséquences

https://www.informajoven.org/info/salud/K_7_4.asp

https://comerparavenceralcancer.com/2018/09/25/los-alimentos-basicos-para-vencer-al-cancer/

https://www.cancer.org/es/cancer/cancer-de-tiroides/causas-riesgos-prevencion/prevencion.html

https://www.elsevier.es/es-revista-revista-medica-clinica-las-condes-202-articulo-disfuncion-tiroidea-y-corazon-S0716864015000395

https://www.cuerpomente.com/salud-natural/terapias-naturales/como-prevenir-tiroiditis_2181

https://medlineplus.gov/spanish/ency/article/000683.htm

https://mejorconsalud.com/bebidas-tratar-hipertiroidismo/

https://www.tuasaude.com/es/remedios-caseros-para-el-hipotiroidismo/

https://www.evafertilityclinics.es/novedades-inseminacion-artificial/tiroides-y-fertilidad-femenina/

Chapitre 6. Traitements

https://www.hormone.org/patients-y-cuidadores/medicines-for-hypothyroidism

https://www.cancer.org/es/cancer/cancer-de-tiroides/despues-del-trarapia/cuidado-de-seguimiento.html

https://medlineplus.gov/spanish/ency/article/002933.htm

https://www.radiologyinfo.org/sp/info.cfm?pg=radioiodine

https://www.cun.es/enfermedades-tratamientos/cuidadoscasa/

https://www.barnaclinic.com/blog/cirugia-de-tiroides/cuidados-en-casa-cirugia-de-tiroides/

https://www.cancer.org/es/cancer/cancer-de-tiroides/tratación/yodo-radioactivo.html

https://www.barnaclinic.com/blog/cirugia-de-tiroides/complicaciones-frecuentes-cirugia-de-tiroides/

https://medlineplus.gov/spanish/druginfo/meds/a682461-en.html

Chapitre 7. Activité physique

http://scielo.sld.cu/scielo.php?script=sci_arttext&pid=S0864-03002017000300013

https://www.portalsalud.com/ejercicio-afecta-produccion-info_7609/

https://www.barnaclinic.com/blog/cirugia-de-tiroides/recuperacion-cirugia-tiroides-reposo/

Chapitre 8. Mesures diététiques

https://www.tuasaude.com/es/dieta-para-la-intolerancia-a-la-lactosa/

https://www.aecat.net/consejos-practicos/terapiacon-yodo-radioactivo/dieta-baja-en-yodo-y-otras-recomendaciones/

https://www.mayoclinic.org/es-es/diseases-conditions/lactose-intolerance/symptoms-causes/syc-20374232

https://www.cuerpomente.com/alimentacion/dieta-terapeutica/recetas-equilibrar-tiroides-hormonas_1778

https://belleza.trendencias.com/?utm_source=bebesymas&utm_medium=network&utm_campaign=favicons

http://www.contigosalud.com/menu-para-hipotiroidismo

https://positive.varilux.es/bienestar/intolerancia-gluten/

https://shawellnessclinic.com/es/shamagazine/recomendaciones-nutricionales-para-hipotiroidismo-e-hipertiroidismo/

Chapitre 9. Vitamines et minéraux

https://www.infobae.com/salud/2018/05/25/hipo-e-hiphipirirismismo-cuales-son-los-seis-nutrientes-esenciales-para-su-buen-funcionamiento/

https://www.alimente.elconfidencial.com/bienestar/2019-04-15/selenio-mineral-gran-poder-antioxidante_1867706/

Chapitre 10. Plantes médicinales

https://www.promofarma.com/blog/salud-y-bienestar/4-plantas-paraaumentar-tus-defensas/

https://www.revistaciencias.unam.mx/es/160-revistas/revista-ciencias-15/1411-%C2%BFplantas-que-producen-cancer.html

https://es.wikipedia.org/wiki/Sustancias_t%C3%B3xicas_vegetales

https://rolloid.net/7-hierbas-naturales-tratar-los-problemas-tiroides/

http://www.consumer.es/web/es/alimentacion/aprender_a_comer_bien/enfermedad/2010/01/29/190795.php

Chapitre 11. Suppléments naturels

https://laopinion.com/guia-de-compras/los-mejores-10-suplementos-para-el-cuidado-de-la-tiroides/

Chapitre 12. Thérapies alternatives

https://www.telesurtv.net/news/8-alternativas-para-disminuir-el-estres--20150922-0010.html

https://www.telesurtv.net/news/8-alternativas-para-disminuir-el-estres--20150922-0010.html

https://www.cuerpomente.com/blogs/come-limpio/ayuno-tipos-contraindicaciones_2542

https://gabinetedepsicologia.com/tragación-de-la-tristeza-psicologos-madrid-tres-cantos

Thème IV Syndrome des ovaires poly-kystiques

Chapitre 1. Concept

https://medlineplus.gov/spanish/ency/article/000369.htm

https://kidshealth.org/es/teens/pcos-esp.html

Chapitre 2. Causes les plus fréquentes

https://aesopspain.org/sop-y-hipotiroidismo/

https://medlineplus.gov/spanish/ency/article/000348.htm

https://www.msdmanuals.com/fr/professional/trastorno-endocrinos-y-metab%C3%B3licos/trastorno-hipofisarios/gigantismo-y-acromegalia

https://es.familydoctor.org/condicion/resistencia-la-insulina/

https://kidshealth.org/es/teens/pcos-esp.html

https://www.hormone.org/audiences/pacientes-y-cuidadores/preguntas-y-respuestos/2010/sindrome-de-ovario-poliquistico

Chapitre 3. Symptômes les plus courants

https://kidshealth.org/es/teens/pcos-esp.html

https://laboratoriosniam.com/la-estrecha-relacion-entre-sop-y-obesidad/

https://www.infosalus.com/enfermedades/ginecologia/ovarios-poliquisticos/que-es-ovarios-poliquisticos-62.html

Chapitre 4. Conditions associées

http://www.scielo.br/scielo.php?pid=S0066-782X2010000500010&script=sci_arttext&tlng=en

https://www.elsevier.es/es-revista-revista-medica-clinica-las-condes-202-articulo-sindrome-de-ovario-poliquisticen-en-S0716864016300633

https://www.crbard.com/vab-guide/Saber-mas/Palpacion-de-los-cambios-fibroquisticos-de-la-mama

Chapitre 5. Conséquences à long terme

https://www.infosalus.com/asistencia/noticia-mujeres-sindrome-ovario-poliquistico-tienen-mayor-riesgo-sufrir-enfermedades-cardiovascular 20100519142806.html

http://cardiosalus.com/salud/reportajes/como-se-puede-prevenir-la-cardiopatia-isquemica.html

https://www.cuerpomente.com/blogs/come-limpio/sindrome-ovarios-poliquisticos_1638

https://www.organicfacts.net/remedios-caseros/sindrome-de-ovario-poliquistico.html?lang=en

https://mejorconsalud.com/treatment-natural-para-el-sindrome-de-los-ovarios-poliquisticos/

https://www.infosalus.com/salud-investigacion/noticia-mujeres-sindrome-ovario-poliquistico-tienen-doble-riesgo-ser-ingresadas-otros-trastuajes-20150128094134.html

Chapitre 6. Traitements

https://espanol.womenshealth.gov/a-z-topics/polycystic-ovary-syndrome

https://medlineplus.gov/spanish/druginfo/meds/a699055-en.html

https://www.breastcancer.org/en/treatment/cirugia/preventiva_ovarios/preventiva_ovarios/durante

https://medlineplus.gov/spanish/assistedreproductivetechnology.html

https://www.breastcancer.org/es/trTethering/Surgery/Préventive_Divers/Risques

Chapitre 7. Activité physique

https://www.fisiologiadelejercicio.com/sindrome-de-ovario-poliquistico-y-entreizaje-fisico/

https://www.adamedmujer.com/trastorno/ejercicio-fisico-para-mujeres-con-sindrome-de-ovarios-poliquisticos/

Chapitre 8. Mesures diététiques

https://youngwomenshealth.org/2006/05/15/nutricion-para-sopq/

https://www.directoalpaladar.com/ingredientes-y-alimentos/las-mejores-recetas-con-nueces-de-directo-al-paladar

https://laboratoriosniam.com/si-tienes-sop-estos-deliciosos-alimentos-seran-tus-mejores-amigos/

https://www.elespanol.com/cocinillas/recetas/verduras/20150422/brocoli-gratinado-jamon-queso-huevo-receta-facil/1000111038898_30.html

https://informalia.eleconomista.es/informalia/belleza/noticias/8578741/08/17/Toma-nota-estos-son-los-alimentos-para-combatir-el-acne-.html

http://www.diabetes.org/es/alimentos-y-aividad-fisica/alimentos/que-voy-a-comer/comprension-de-los-carbohidratos/indice-glucemico-y-diabetes.html

https://laboratoriosniam.com/si-tienes-sop-reduce-tus-niveles-de-testosterona-con-estos-5-alimentos/

http://muysaludable.sanitas.es/nutricion/dietas-hipocaloricas-consisten/

http://muysaludable.sanitas.es/nutricion/dietas-hipocaloricas-consisten/

Chapitre 9. Vitamines et minéraux

https://www.facebook.com/AdiosQuistesDeOvario/photos/7-vitaminas-y-minerales-para-iminar-el-sindrome-de-ovario-poliquisticovitamina/812927655559095/

https://www.hsnstore.com/blog/colina-e-inositol/

https://www.sabervivirtv.com/nutricion/alimentos-ricos-en-zinc-beneficios_1990/5

https://www.zonadiet.com/nutricion/cromo.htm

https://ods.od.nih.gov/factsheets/VitaminD-DatosEnEspanol/

https://medlineplus.gov/spanish/ency/article/002404.htm

https://www.oftalvist.es/blog/alimentos-ricos-vitamina-a-para-la-vista/

Chapitre 10. Plantes médicinales

https://laboratoriosniam.com/si-tienes-sop-reduce-tus-niveles-de-testosterona-con-estos-5-alimentos/

https://www.mujerhoy.com/vivir/madres/201810/08/plantas-aumentan-fertilidad-601178454434-ga.html

https://culturacolectiva.com/estilo-de-vida/como-bajar-los-niveles-de-testosterona-si-eres-mujer

https://www.montevideo.com.uy/Mujer/Plantas-medicinales-para-regularizar-la-menstruacion-uc322492

https://www.enbuenasmanos.com/tratamientos-para-la-resistencia-a-la-insulina

Chapitre 11. Suppléments naturels

https://www.amazon.es/NIAM-S-Ovario-Poliqu%C3%ADstico-C%C3%A1psulas/dp/B01EHSNIW2/ref=pd_lpo_sbs_121_t_0/26
0-3033207-7492715

https://www.guiadesuplementos.es/melatonina/

https://miriamginecologia.com/blog/sindrome-de-ovarios-poliquisticos-parte-iv/

https://www.guiadesuplementos.es/acido-folico/

Chapitre 12. Thérapies alternatives

https://www.eluniversal.com.co/blogs/entendiendo-la-piel-con-wilmar-polo/terapias-alternativas-y-complementarias-en-tratamientos-cutaneos

https://www.todopapas.com/fertilidad/fertilidad-en-la-mujer/fertilidad-acupuntura-y-otras-terapias-alternativas-5615

https://www.vix.com/es/imj/salud/5334/las-mejores-terapias-alternativas-para-bajar-de-peso

https://mejorconsalud.com/treatment-natural-para-el-exceso-de-vello/

https://es.wikipedia.org/wiki/Fitoterapia

https://www.hedonai.com/tratamientos-faciales/acne/

https://www.hablandodehomeopatia.com/como-tratar-el-acne-con-medicamentos-homeopaticos/

Thème V. Climat des hommes et des femmes

Chapitre 1. Concept

https://definicion.de/climaterio/

https://cuidateplus.marca.com/sexualidad/dictionary/menopausia.html

http://www.scielo.org.bo/scielo.php?script=sci_arttext&pid=S1012-29662006000200011

https://www.msdmanuals.com/es/hogar/salud-femenina/trastorno-menstruales-y-sangrados-vaginales-an%C3%B3malos/menopausia-prematura

https://www.clinicalascondes.cl/BLOG/Listado/Ginecologia/Climaterio-y-Menopausia

Chapitre 2. Causes les plus fréquentes

https://espanol.womenshealth.gov/menopause/early-or-premature-menopause

Chapitre 3. Symptômes les plus courants

https://www.salud.mapfre.es/salud-familiar/hombre/recomendaciones/menopausia-masculina/

http://www.davila.cl/menopausia-y-climaterio-sintomas-y-tragación/

Chapitre 4. Conditions associées

http://scielo.isciii.es/scielo.php?script=sci_arttext&pid=S0212-16112006000900001

https://www.mayoclinic.org/es-es/diseases-conditions/high-blood-pressure/expert-answers/menopause-and-high-blood-pressure/faq-20058406

https://www.sabervivir.es/familia-saludable/mujer/vigila-mas-tu-tiroiro-en-la-menopausia

https://www.msdmanuals.com/es/hogar/trastorno-hormonales-y-metab%C3%B3licos/trastorno-relacionado-con-el-colesterol/dislipidemia-dislipemia

https://www.drfcarmona.com/menopausia/enfermedades-asociadas-la-menopausia/

Chapitre 5. Conséquences

https://fundaciondelcorazon.com/ejercicio/ejercicio-fisico/3175-cardiopatia-isquemica.html

https://www.cuerpomente.com/salud-natural/consultorio/regenerar-masa-osea-osteoporosis-forma-natural_2792

https://mifarmaciaespana.com/tratamientos-naturales-para-la-disfuncion-erectil-una-solucion-efectiva-y-saludable/

Chapitre 6. Traitements

https://www.vademecum.es/enfermedad

https://www.clinicalascondes.cl/NOTICIAS/Andropausia,-el-bajon-hormonal-de-los-hombres

https://cuidateplus.marca.com/belleza-y-piel/medicina-estetica/2018/11/16/consecuencia-implantes-pelo-realizados-turquia-168131.html

https://www.20minutos.es/noticia/565418/0/cirugia/vaginal/riesgos/

https://espanol.womenshealth.gov/menopause/menopause-treatment

https://www.todopapas.com/medicamentos/hormonas/progyluton

https://www.webconsultas.com/belleza-y-bienestar/tratamientos-esteticos/que-es-la-c

https://vilarovira.com/cirugia-genital-masculina/

https://medlineplus.gov/spanish/druginfo/meds/a601041-en.html

https://www.diariofemenino.com/articulos/salud/menopausia/cirugia-estetica-durante-la-etapa-de-la-menopausia/

Chapitre 7. Activité physique

https://www.webconsultas.com/ejercicio-y-deporte/ejercicio-en-las-etapas-de-la-vida/ejercicios-a

https://www.webconsultas.com/ejercicio-y-deporte/ejercicio-en-las-etapas-de-la-vida/ejercicio-en-la-menopausia-1935

https://www.webconsultas.com/ejercicio-y-deporte/ejercicio-en-las-etapas-de-la-vida/beneficios-del-ejercicio-en-la-menopausia-193

Chapitre 8. Mesures diététiques

https://cuidateplus.marca.com/sexualidad/dictionary/afrodisiacos.html

https://www.dietacoherente.com/recetas-para-la-menopausia-ensaladas-potajes/

https://sevilla.abc.es/gurme/las-mejores-recetas/10-recetas-con-calabacin/

https://contenidos.bupasalud.com/salud-bienestar/vida-bupa/alimentaci%C3%B3n-saludable

https://www.miqueridamenopausia.com/que-son-las-fitohormonas/

https://www.huercasa.com/es/blog/alimentos-antioxidantes

https://www.directoalpaladar.com/salud/como-aprovechar-mejor-los-nutrientes-en-la-cocina

https://mifarmaciaespana.com/conoce-los-afrodisiacos-naturales-mas-efectivos-y-disfruta-de-tu-sexualidad/

Chapitre 9. Vitamines et minéraux

https://www.hola.com/estar-bien/20180831128919/vitaminas-y-minerales-en-la-menopausia-cs/

https://www.miarevista.es/salud/fotos/7-alimentos-con-un-plus-de-vitamina-c/vitamina-c-1

https://www.danone.es/es/salud/tendencia/alimentos-calcionno-lacteos.html

https://www.globalhealingcenter.net/salud-natural/alimentos-vitamina-c.html

https://medlineplus.gov/spanish/ency/article/002406.htm

https://laopinion.com/guia-de-compras/3-vitaminas-y-minerales-que-necesitas-consumir-durante-la-menopausia-para-fortalecer-tu-salud/

Chapitre 10. Plantes médicinales

https://articulos.mercola.com/sitios/articulos/archivo/2014/11/08/hierbas-y-especias-para-bajar-de-peso.aspx

https://www.eldinamo.cl/ambiente/2016/05/09/plantas-hierbas-combatir-estres-depresion/

https://www.autocrecimiento.com/salud/plantas-medicinales-trastorno-menstruales/

https://www.cuerpomente.com/salud-natural/tratamientos/sofocos-remedios-naturales_2133

https://holadoctor.com/es/%C3%A1lbum-de-fotos/los-10-mejores-t%C3%A9s-para-dormir-bien

https://mejorconsalud.com/hierbas-medicinales-que-nos-aportan-energia/

https://www.promofarma.com/blog/salud-y-bienestar/desigüe-las-5-plantas-que-equilibran-tus-hormonas/

Chapitre 11. Suppléments naturels

https://www.hsnstore.com/blog/menopausia-suplementos-naturales/

Chapitre 12. Thérapies alternatives

https://www.subz3ro.mx/7-terapias-alternativas-disminuir-estres/

https://www.mindalia.com/noticias/terapias-alternativas-bienestar-salud-naturales/

https://neurorhb.com/blog-dano-cerebral/que-es-la-terapia-ocupacional/

https://www.diariofemenino.com/articulos/psicologia/ansiedad/terapias-alternativas-para-combatir-la-ansiedad/

http://www.f-ima.org/es/factores-de-proteccion-para-la-prevencion/imagen-corporal

https://articulos.mercola.com/sitios/articulos/archivo/2017/11/16/tratamientos-alternativos-para-la-depresion.aspx

https://psicologiaymente.com/vida/tecnicas-relajacion-combatir-estre

https://psicologiaymente.com/clinica/tecnicas-cognitivo-conductuales

À propos de l'auteur

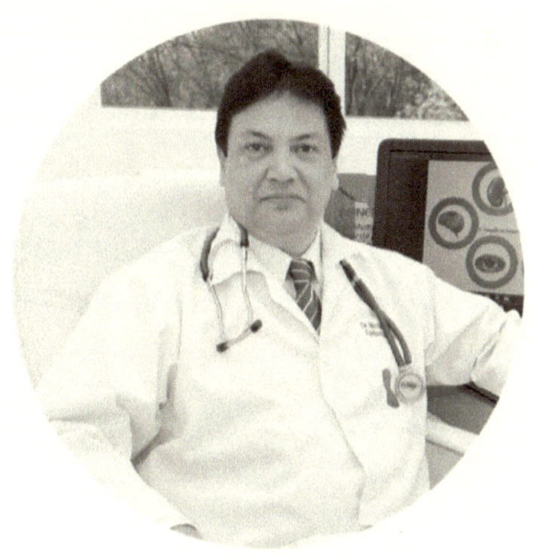

Dr. Mario Vega Carbó

Endocrinologue

* Médecin cubain diplômé en 1994.

* Spécialiste en Endocrinologie et Médecine Familiale.

* Master en Longévité et Echographie.

* Professeur de Physiopathologie Médicale.

* Amoureux du bien, de la famille et de la nature

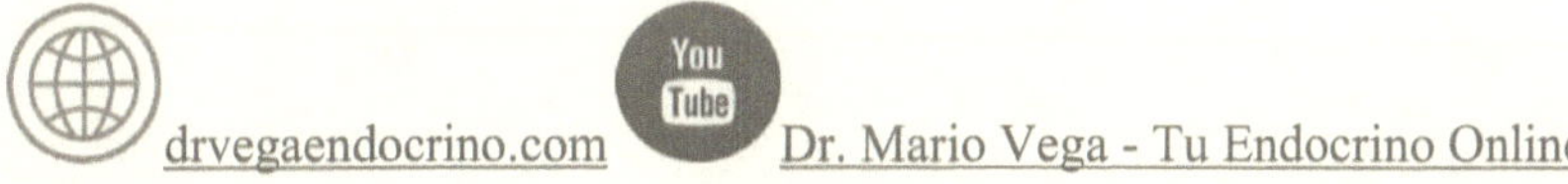

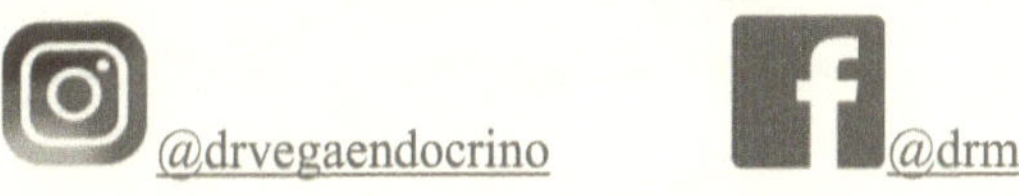